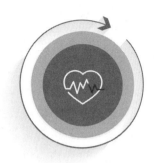

冠心病患者
健康教育

宋现涛
左惠娟

主 编

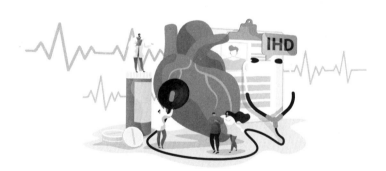

化学工业出版社

·北京·

内容简介

本书由北京安贞医院心血管诊疗和健康教育专家编写，编者遵照最新的指南、专家共识以及大规模人群随访研究结果，融合多年临床和健康管理经验，用通俗的语言，娓娓道出患者需要了解的冠心病诊疗和防治相关的知识。用告诫和鼓励、用嘱咐和指引护佑您的心脏健康。主要内容包括动脉粥样硬化的发生发展，冠心病特征性胸痛的识别，冠心病治疗决策，心血管健康 11 要素，患者的随访监测、主动反馈，如何避免冠心病诱因及心血管事件的家庭急救等内容。该书内容权威、全面、系统，可供心血管专业临床医生、社区医生、健康管理人员以及冠心病患者参考阅读。

图书在版编目（CIP）数据

冠心病患者健康教育 / 宋现涛，左惠娟主编 .

北京 ：化学工业出版社，2025. 2. -- ISBN 978-7-122-46608-2

Ⅰ．R541.4

中国国家版本馆 CIP 数据核字第 2024SW4715 号

责任编辑：赵兰江　　　　　　装帧设计：张　辉
责任校对：宋　夏

出版发行：化学工业出版社
　　　　　（北京市东城区青年湖南街 13 号　邮政编码 100011）
印　　刷：北京云浩印刷有限责任公司
装　　订：三河市振勇印装有限公司
710mm×1000mm　1/16　印张 10½　字数 124 千字
2025 年 1 月北京第 1 版第 1 次印刷

购书咨询：010-64518888　　　售后服务：010-64518899
网　　址：http://www.cip.com.cn
凡购买本书，如有缺损质量问题，本社销售中心负责调换。

定　　价：49.00 元　　　　　　　版权所有　违者必究

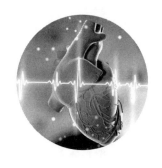

编写人员名单

主　编　宋现涛　左惠娟

副主编　王锦纹　林　运　邓利群

编　者

田晋帆　首都医科大学附属北京安贞医院心内科

宋现涛　首都医科大学附属北京安贞医院心内科

张　闽　首都医科大学附属北京安贞医院心内科

窦瑞雨　首都医科大学附属北京安贞医院医学影像科

左惠娟　北京市心肺血管疾病研究所

王锦纹　北京市心肺血管疾病研究所

谢　江　首都医科大学附属北京安贞医院睡眠呼吸中心

邓利群　首都医科大学附属北京安贞医院全科医学科

林　运　首都医科大学附属北京安贞医院心内科

曾哲淳　北京市心肺血管疾病研究所

前 言

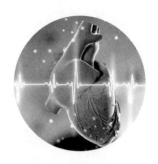

　　看着年老的人——自己的长辈、周围的人抑或是不相关的人，他们被医院诊断为冠心病，总觉得没啥，年纪大了难免。忽然有一天，年纪轻轻的自己，朋友抑或是周围的人也出现了胸痛，总觉得不可思议，年纪轻轻怎么可能？

　　是的，年轻人患冠心病，现在已很普遍，普遍到经常在心内科看到青春的面庞，普遍到每 10 个冠心病患者就有 1 个年轻人。觉得特别倒霉吧？为什么偏偏是自己？是呀，为什么呢？

　　不就是运动少了，胖了吗？不就是吸烟了，熬夜了吗？不就是吃吃外卖，血脂高了吗？不就是爱发脾气，血压高了吗？还有就是……是的，没有什么事是无缘无故的。蓦然回首，不经意间自己有了多少个"不就是……"

　　很害怕吧？胸痛的感觉真的让人恐惧。心脏就完了吗？余生还有多长？一遍遍问自己，一个又一个没有明确答案的问题。还想为父母养老，还想护佑孩子长大，拿什么拯救自己？如果，如果改变自己，是否来得及？

　　还好，一切都来得及！你找到这里，我们站在了你身边。没错，从现在开始一切都来得及，只要你记住医生的嘱咐，只要你拥有更多健康行为，只要你达到更完美的监测指标，以过去为鉴，你努力的脚步定会丈量出无限的希望之路！

这本书，遵照最新的指南、专家共识以及大规模人群随访研究结果，融合我们多年临床和健康管理经验，用最通俗的语言，娓娓道出你需要了解的冠心病诊疗和防治相关的知识。用告诫和鼓励，用嘱咐和指引护佑你的心脏健康。这本书，承载着安贞人满满的关心，为你解答心脏健康的诸多问题。在努力维护健康的旅程中，还会遇到很多困难和困惑，不用害怕，有我们始终伴你前行。

　　今天，我们苦口婆心，你呢，能否从现在开始也为健康打拼？

左惠娟

2024 年 4 月

目　录

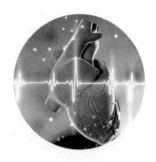

第二章　心血管健康要素　025

第三章　主动健康　　129

第一章
认识冠心病

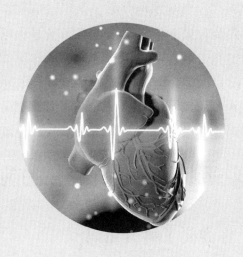

对于"冠心病"这个名称应该很熟悉了吧？离开医院时，握在手中的诊断证明书上就是这么写的。这究竟是怎样一种疾病？心脏到底发生了什么？将来会怎样？我想你应该不十分清楚。指引你去了解"冠心病"病在哪里，发生了什么，怎么发生的，是我们写这部分内容的初衷。如同医学生时期的我们，执着于明白冠心病的来龙去脉。只有明白，才会自我检讨到底做错了什么或者忽略了什么才招致这个疾病，才会自我领悟要改什么、为什么非要改，才会自我提醒犯了错不能一直错下去。此后余生都要坚持对心脏有益的行为，不能让本已受伤的心脏再雪上加霜。

写这部分内容的另一个目的，是希望读者增加对心脏健康的了解，同时锻炼两个本领。一个本领是今后但凡出现胸痛，会初步判断是否与冠心病有关，并及时采取措施。另一个本领是根据检查结果初步判断自己的治疗效果并主动寻求改善方案。除此之外，你还会清楚怎样规范服药，主动进行监测，及时向医生反馈治疗效果。如此，便可做到心中有数，掌控自己的心脏健康。

第一节　冠状动脉粥样硬化的前因后果

一、冠心病，你需要了解的知识

1. 什么是冠心病？

冠心病的全称是冠状动脉粥样硬化性心脏病，理解以下几个关键点可轻松认识冠心病。

（1）冠心病的根源在于心脏的动脉（称为冠状动脉）发生了病变，冠状动脉病变的基础是动脉粥样硬化。

（2）冠状动脉粥样硬化是一个动态变化的过程，其结局是血管管腔的狭窄。当管腔狭窄到一定程度时，造成供养心脏的血液循环出现障碍。

（3）心脏供血发生障碍可对心肌产生致命的影响，使心肌缺血和缺氧，甚至坏死。

（4）一旦发生心肌缺血和缺氧，最直接的感受是心前区的压痛或闷痛，这便是冠心病。

2. 为心脏供血的动脉有几条?

冠状动脉是向心肌提供血液供应的血管，位于心肌表面。需要注意的是，如有先天性位置发育异常的心肌纤维覆盖了冠状动脉的某一段，该束心肌纤维被称为心肌桥，被心肌桥覆盖的冠状动脉段称为壁冠状动脉，心肌收缩可挤压壁冠状动脉，可能导致心绞痛，甚至心肌梗死或猝死。

主动脉根部发出两条血管，分别是左主干和右冠状动脉。左主干很短，分支成左前降支和左旋支，沿心脏前方和左侧方行进，而右冠状动脉则沿心脏右后方行进。这便是为心脏提供血液供应的三条较大的冠状动脉，其中左前降支供血的心肌范围最广。

动脉粥样硬化可以发生在上述较大的冠状动脉，也可以发生在它们的小分支。冠状动脉粥样硬化病变可以孤立存在，也可多发。若病变同时存在于左前降支、左旋支和右冠状动脉，或者存在于左主干和右冠状动脉，被称为三支病变。

3. 冠状动脉狭窄离冠心病还有多远?

冠状动脉粥样硬化和冠状动脉狭窄并不等同于冠心病。动脉粥样硬化形成的初期，管腔没有明显狭窄。随着动脉粥样硬化斑块的发展，管腔出现狭窄并且程度逐渐加重。当管腔狭窄程度小于管腔直径50%时，强度较大的身体活动通常不会引起心肌缺血和缺氧，没有明显的胸闷或胸痛表现，此时尚不能诊断为冠心病。这种情况通常在体检时发现。当管腔狭窄超过管腔直径50%时，强度较大的身体活动或强烈的情绪变化可能导致胸闷、胸痛等症状，这表明管腔狭窄程度已经影响到了心肌的血液供应，此时可以诊断为冠心病。

4. 小斑块是不是安全？

冠状动脉粥样硬化斑块较小时，管腔的狭窄程度低，通常不会对心肌的供血产生明显影响。需要强调的是，斑块破裂并非只发生于足够大的斑块。小斑块，若富含脂质成分而纤维成分较少，则称为不稳定斑块。不稳定斑块易发生破裂，甚至可多次破裂。斑块一旦破裂则有可能形成血栓，致使管腔狭窄加重甚至堵塞，血流受阻，引发急性心肌缺血和缺氧，产生胸痛。这便是通常所说的急性冠脉综合征（心肌梗死或不稳定心绞痛）。

5. 冠状动脉狭窄不足 50% 要不要治疗？

冠状动脉 CT 血管成像或冠状动脉造影检查可清楚判断冠状动脉是否存在斑块、斑块的大小及管腔狭窄程度。若狭窄程度小于管腔直径的 50%，尚未达到冠心病的诊断标准，此时需要采取预防斑块进展及血栓形成的治疗和干预措施。以控制危险因素为主，包括治疗高血压、高血糖和血脂异常，并积极采取戒烟、中等强度身体活动、健康睡眠、健康饮食等健康行为。特别强调尽早应用他汀类药物，将低密度脂蛋白胆固醇控制在 2.6mmol/L 以下，甚至更低水平。严格的危险因素控制不仅起到稳定斑块的作用，甚至可使斑块缩小至消失。另外，对于具有多项冠心病危险因素者，建议应用小剂量阿司匹林（75～150mg）进行抗栓治疗，避免斑块破裂形成血栓，影响心肌的血液供应。

6. 脂质沉积在动脉血管什么位置？

动脉血管壁分为三层，由里往外依次为内膜（内皮）、中层和外膜。内膜层薄，光滑致密；中层为肌层，保证血管的收缩和舒张；外膜疏松，对血管起支撑和保护作用。脂质沉积在血管壁内膜和肌层之间，形成动脉粥样硬化斑块。当斑块较大时挤压内膜，向管腔内突出使管腔狭窄，同时挤压肌层使血管向外膨隆。由此可见，脂质成分并非直接沉积在血管内膜形成动脉粥样硬化斑块，而是穿过血管内膜在内膜下沉积。

二、动脉粥样硬化的来龙去脉

动脉粥样硬化不仅发生在冠状动脉，全身的大动脉、中动脉均可发生动脉粥样硬化，导致管腔狭窄，脏器供血不足，从而引起功能改变。

动脉粥样硬化是一个动态发展的过程，其中关键环节包括：动脉血管内皮损伤、炎症反应和低密度脂蛋白胆固醇沉积。理解这三个关键环节的发生和发展，才会领悟远离冠心病的真谛。目前，预防动脉粥样硬化的所有努力都围绕这三个环节：避免血管内皮损伤、改善身体的炎症反应、降低低密度脂蛋白胆固醇。

1. 血管内皮损伤

血管内皮损伤是动脉粥样硬化形成的关键因素。正常情况下动脉血管内皮光滑致密，血液中的胆固醇可在血管内膜停留，但不能穿过内膜。一旦内皮受到攻击和损伤，屏障功能遭到破坏，低密度脂蛋白胆固醇便可轻松穿过内膜，滞留在内膜下，并在此被修饰成氧化型低密度脂蛋白胆固醇。损伤的动脉血管内膜出现脂质纹，这便是动脉粥样硬化最早的病理改变。

因此，预防动脉粥样硬化形成最早、最高效的措施便是避免血管内皮损伤。直接损伤血管内皮的因素有：高血压、高血糖、吸烟、情绪变化、心理压力、高同型半胱氨酸和高尿酸，这些因素都是可防可控的。如果在生命的早期，关注并有效控制上述可能损伤血管内皮的因素，即：保持理想的血压、血糖、同型半胱氨酸和尿酸水平，不吸烟、和谐情绪，发生动脉粥样硬化的可能性将大大降低。

*** 这部分内容将在心血管健康要素中详细讲述，请给予特别关注。

----

2. 炎症反应和脂质沉积

动脉血管内皮损伤还可激发炎症反应，一方面促使大量的巨噬细胞（炎症细胞）在内膜下黏附和聚集。由于低密度脂蛋白胆固醇穿过内皮后被修饰成氧化型低密度脂蛋白胆固醇，巨噬细胞便将其视为"入侵"对象，并将其吞噬变成泡沫细胞。泡沫细胞不断增多、坏死、相互融合形成动脉粥样硬化的脂质核，沉积在血管内膜下。另一方面炎症反应还刺激纤维增生，为形成斑块的"纤维帽"做准备。

在这个过程中，炎症反应是动脉粥样硬化发展的关键步骤。而静态生活方式（久坐）、不健康饮食、心理压力、睡眠不足、接触毒素（如空气污染、感染、烟雾等）是引发和促进身体的炎症反应的重要因素。研究表明，富含抗氧化剂、多酚、维生素和矿物质的饮食可减少炎症反应，增强抗炎作用。除此以外，增加身体活动和缓解心理压力有助于免疫调节，改善免疫功能，降低炎症反应。目前的证据表明，采用地中海饮食方式、减少久坐、增加身体活动、缓解心理压力及健康睡眠是最经济有效的改善身体慢性炎症的方法。

3. 动脉粥样硬化斑块的形成和发展

伴随着低密度脂蛋白胆固醇的沉积，脂质核不断增大形成斑块。同时增生的纤维就像帽子般覆盖在斑块的表面，形成纤维斑块。逐渐增大的纤维斑块使得内膜不断增厚突入动脉管腔，使管腔狭窄。与此同时，动脉壁的平滑肌细胞和中层纤维组织增生，钙质沉积，血管壁变硬。此时，成为名副其实的动脉粥样硬化斑块。根据所含纤维成分和脂质成分的多少，动脉粥样硬化斑块可分为硬斑块（稳定斑块）和软斑块（不稳定斑块）。硬斑块含纤维成分多，脂质成分较少，不易破裂。软斑块则以脂质成分为主，纤维成分少，易发生破裂。

低密度脂蛋白胆固醇是动脉粥样硬化斑块的核心成分，其在血液中水平越高，斑块形成和发展速度越快。研究表明，在斑块形成的早期（尚未发展为纤维斑块），严格控制血液中低密度脂蛋白胆固醇水平，同时控制高血压、吸烟等冠心病其他危险因素，可有效抑制斑块的进展。

4.冠心病发生

冠心病是冠状动脉粥样硬化斑块不断进展的必然结果。随着斑块体积增大，冠状动脉管腔狭窄程度也不断增加。当狭窄程度超过管腔直径的 50% 时，在较高强度的身体活动或者情绪变化等情况下，心肌供血和供氧需求增加，但由于冠状动脉严重狭窄，血流量减少，不能提供所需的血和氧，这种供需矛盾便引发了心肌缺血而产生胸痛或胸闷症状，造成冠心病。

三、你关注的其他问题

1.冠状动脉没有明显狭窄的胸痛是怎么回事?

胸痛的主要原因是心肌的缺血和缺氧，而造成心肌缺血的因素除了冠状动脉狭窄外，还包括冠状动脉痉挛及微血管功能障碍。

（1）冠状动脉微血管功能障碍引起的心肌缺血

有些患者经冠状动脉造影检查没有发现明显狭窄，却时常发作胸痛。还有些患者已进行经皮冠状动脉介入治疗或冠状动脉旁路移植手术（冠脉搭桥手术），亦时常感觉胸痛。这种情况可能与冠状动脉微血管功能障碍有关。比如，在长期焦虑、抑郁、紧张或应激状态下，冠状动脉微血管出现痉挛闭塞，造成心肌细胞缺血和缺氧，产生胸痛。

（2）冠状动脉痉挛引起的心肌缺血

吸烟、情绪变化、过量饮酒、冷刺激等诱因可诱发冠状动脉痉挛，肌层收缩使动脉管腔狭窄或闭塞，血流减少或无血流引起心绞痛或心肌梗死。冠状动脉有或者没有病变均可发生痉挛，有病变的动脉血管更容易在诱因的刺激下发生痉挛。

2. 没有冠心病已知危险因素会不会患冠心病?

高血压、糖尿病、高胆固醇、高尿酸、高同型半胱氨酸、心理压力、吸烟等因素在动脉粥样硬化形成过程中起重要作用,是冠心病的危险因素。但并不是所有冠心病患者都具有这些明确的危险因素。研究显示,15%的冠心病患者并没有上述危险因素。这表明少部分人可能存在其他导致心肌缺血的原因。

这些原因一方面可能与冠状动脉或微血管痉挛有关,另一方面,新的研究发现社会压力、环境污染、感染性疾病三种因素可诱发血管炎症、引起凝血机制改变,加速动脉粥样硬化的发展,促使血栓形成,是冠心病新增的危险因素。环境污染包括空气污染、气候变化和非最佳气温、土壤污染和水污染、光污染、噪声污染。感染性疾病包括呼吸道感染、牙周病、幽门螺杆菌感染、衣原体感染等。目前的证据显示,上述三大因素可相互作用,加大对心血管系统的不良影响。

3. 动脉粥样硬化斑块能否缩小甚至消失?

动脉粥样硬化斑块在一定条件下是可以缩小甚至消失的。

他汀类药物可以显著降低血液中低密度脂蛋白胆固醇水平,有助于稳定斑块并促使其缩小。最新一项研究对有颈动脉斑块的患者追踪6年发现,8%颈动脉斑块消失。斑块消失的关键因素在于:年龄较轻、斑块处于较早期,尚未出现纤维化和钙化。积极的危险因素干预,特别是降低低密度脂蛋白胆固醇、戒烟以及控制收缩压水平对于斑块的缩小和消失至关重要。

总体而言,早期、全面的危险因素管理和治疗是动脉粥样硬化斑块缩小和消失的关键。

第二节 辨识冠心病特征性胸痛

一、冠心病识别，你需要了解的知识

1.冠心病类型

冠心病分为两大类：① 急性冠脉综合征（包括不稳定型心绞痛、心肌梗死）；② 慢性冠脉疾病（包括稳定型心绞痛、缺血性心肌病和隐匿性冠心病等）。

2.心肌缺血时胸痛特征

心肌缺血最明显的特征是胸痛，具有独有的特征。为了确定是否为心肌缺血引起的胸痛，我们需要清楚界定以下几个问题：胸痛是在什么情况下发生的，什么样的疼痛感，哪个部位或哪些部位疼痛，疼痛持续多久，什么措施下疼痛可缓解。

若胸痛符合以下特征，可以初步确定是心肌缺血引发的胸痛。

（1）诱因：胸痛常由过量身体活动、强烈的情绪反应、大量饮酒或吸烟、熬夜、冷刺激、暴饮暴食，以及用力排便等明显增加心肌需氧量的因素引起。也有少部分患者胸痛无明确诱因。

（2）性质：与一般的"疼痛"不同，心肌缺血引起的"痛"被形容为深部内脏性或压榨性闷痛，而非皮肤刺痛或肌肉损伤的钝痛，是一种难以言喻的"不舒服"感觉。这种感觉在活动时加重，可引起患者的恐惧和焦虑。

（3）部位：典型的胸痛发生在胸骨中下 1/3 区域，大约手掌大小。胸痛的具体部位因心肌缺血的区域和程度而异，有些人可能感到左肩、左手臂或后背疼痛；有些人可能感到下颌、咽喉或牙齿疼痛；有些人则感到胃部不适。

（4）持续时间：稳定型心绞痛的胸痛持续时间多为 3～5min，不稳定型心绞痛的胸痛持续时间多为 20min 以上。去除诱发因素或舌下含服硝酸甘油后 3～5min 逐渐缓解。持续 30min 以上的胸痛考虑心肌梗死，其症状除了非常剧烈且不缓解的胸痛外，有些患者还表现为呼吸短促、头晕、大汗、皮肤湿冷、脉搏细弱，甚至出现意识丧失。

3. 不是心肌缺血的胸痛

不是所有的胸痛都是心绞痛或与心肌缺血有关，如果胸痛呈现以下特点，通常可以初步排除心肌缺血引起的可能性。

（1）胸痛的面积：只有针尖大小，或局限于某一点，或者不能确定哪里痛。

（2）胸痛时间：时间很短，只持续几秒钟，或者时间很长，如持续一天、几天，甚至是持续性隐痛。

（3）胸痛性质：针刺样或刀扎样锐痛。

（4）胸痛原因：胸痛与活动无关，甚至活动时胸痛缓解；白天活动时无感觉，休息时感觉胸背部疼痛；深吸气时疼，活动时不疼。

依据以上特点可大致判断胸痛是否与心肌缺血有关。如果不能清楚判定，不要随便用药，及时到医院就诊，避免耽误诊疗。

二、通过胸痛特征辨识冠心病类型

1. 稳定型心绞痛的胸痛特征

胸痛症状通常因活动或情绪激动等因素诱发，表现为压榨感、闷或紧缩感，有时伴有烧灼感，但并非尖锐的刺痛。胸痛持续时间多为 3～5min，很少超过 30min。疼痛部位在胸骨中下 1/3 区域，约手掌大小，可扩散至心前区，也可横贯前胸；有些人感觉左肩、左臂内侧和无名指和小指疼痛；有些人感觉颈部、咽喉和下颌疼痛；有些人只感到胸闷，而没有清晰的胸痛感。胸痛发作时通常需要停止当前的活动，或者通过舌下含服硝酸甘油来缓解。

2. 不稳定型心绞痛的胸痛特征

胸痛症状可因活动或情绪激动等因素诱发，但停止活动后胸痛不能缓解，或者没有明确的诱发因素。不稳定型心绞痛胸痛的部位、性质与稳定型心绞痛相似，但具有以下明确特点：1 个月内胸痛发作的频率增加、程度加重、时间延长，舌下含化硝酸甘油后疼痛缓解作用减弱或者无效；1 个月内新发生的胸痛，低强度身体活动即可诱发；休息时、夜间或睡眠中发作胸痛。不稳定型心绞痛如果不及时治疗，可能发展为急性心肌梗死。

3. 急性心肌梗死的胸痛特征

胸痛症状表现为胸骨后剧烈疼痛，具有难以忍受的压榨感或窒息感，并伴有呼吸短促、头晕、大汗、皮肤湿冷、脉搏细弱，甚至出现意识丧失。胸痛持续 30min 以上甚至长达数小时，舌下含化硝酸甘油没有效果。急性心肌梗死通常由于动脉粥样硬化斑块破裂形成血栓导致急性冠状动脉闭塞，局部心肌完全得不到血供。缺血时间持续 1～2h，心肌缺血从可以缓解状态演变为不可逆的坏死状态。急性心肌梗死是非常严重的心脏事件，如不能及时得到救治，死亡率很高。

三、冠心病的检查手段

对于具有典型胸痛症状的患者，尽快到医院就诊以明确是否患冠心病。以下是辅助诊断冠心病的检查手段：

1. 心电图 + 实验室检查

具有典型胸痛症状的患者，就诊时首先进行心电图和实验室检查，包括心肌酶和肌钙蛋白（心肌损伤的标志物）。冠心病患者心电图异常特点主要表现为胸痛发作时出现，症状缓解后消失或恢复原样。因此，不能根据一份心电图的特征变化诊断冠心病，而不同时间心电图的动态变化有助于冠心病诊断。胸痛发生时心肌酶和肌钙蛋白异常，有助于心肌梗死诊断。

2. 心电图运动试验

具有典型胸痛症状的患者，可进行心电图运动试验。通过一定强度的身体活动诱发心绞痛，观察心电图变化。检查过程中进行动态心电图监测，若心电图有缺血改变可诊断冠心病。进行心电图运动试验时，现场需备有必要的急救药物和设施，需要有心内科医生陪护。

3. 冠状动脉 CT 血管成像（CTA）

对有可疑或典型胸痛症状的患者，进行冠脉 CTA 检查。冠脉 CTA 是一项无创血管检查技术，准确性略低于冠脉造影检查，可在门诊进行。检查时患者注射造影剂，利用 CT 成像显示冠状动脉的狭窄程度、动脉粥样斑块的性质和钙化程度。此外，还可获取心肌缺血功能学评价指标，如基于冠脉 CTA 的血流储备分数（FFRCT）。如果冠状动脉中、重度狭窄或 FFRCT < 0.8，表明存在心肌缺血，建议进一步进行冠脉造影检查。

4. 冠状动脉造影检查（CAG）

具有典型胸痛症状，特别是经过冠脉 CTA 检查，FFRCT < 0.8 建议进行冠状动脉造影检查。CAG 是一项有创血管检查技术，为冠心病诊断的"金标准"。对于需要进行介入治疗或搭桥手术治疗的患者，必须首先进行 CAG 检查，明确病变部位、程度和分布。患者在局麻下，穿刺大腿根部的股动脉或手腕上的桡动脉，导管沿股动脉或桡动脉到达冠状动脉，通过注射造影剂显示冠状动脉病变的性质、程度、范围及受累的支数及部位。冠脉狭窄超过 50% 可以确诊为冠心病。

5. 心肌核素显像及核素负荷试验（ECT）

ECT 检查可以明确心肌是否存在缺血、缺血的部位和程度。对于冠脉造影未显示明显狭窄或已完全血运重建（支架植入或搭桥），但仍有心绞痛症状的患者，有助于确定是否存在冠脉微血管功能障碍。ECT 是一种无创检查技术，检查方法是静脉内注射示踪剂，心肌细胞对示踪剂摄取率不同，摄取浓度高低不同，心肌细胞显像不同。不同部位心肌摄取示踪剂浓度与此部位冠状动脉灌注血流成正比。当局部缺血、心肌坏死或瘢痕形成时摄取示踪剂浓度低，心肌显像明显低于心肌灌注正常部位。

四、你关注的其他问题

1. 冠脉支架植入后能否进行 CT 和核磁检查？

支架术后患者能进行 CT 检查。

核磁检查是强磁场环境，要求做检查者身上没有金属物品，也不能有磁卡类物品，比如手机、钥匙、硬币、金属扣子等。患者体内有心脏起搏器、电子耳蜗等均不适合进行核磁检查。

支架术后冠心病患者要清楚自己的支架类型和材质：第一代支架为金属裸支架，材质为不锈钢，不建议做核磁检查；第二代支架为药物涂层支架，材质为钴铬合金、镍钛合金，可以进行核磁检查；第三代支架为生物可吸收支架，以高分子可降解材料为主，可以进行核磁检查（1.5T 及 3.0T 场强的磁共振下是安全的）。近 15 年的冠状动脉支架做核磁检查基本上是安全的，建议检查前询问核磁检查室工作人员。

2. 如何减少造影剂对身体的影响？

冠状动脉 CT 血管成像（CTA）和冠脉造影检查（CAG）需要在血管内注射造影剂，通过造影剂的显影，判断冠状动脉有没有堵塞或者是狭窄，狭窄的程度是多少。通常使用含碘造影剂，造影剂主要经过肾脏进行代谢，可加重肾脏的负担；极少数患者对造影剂过敏，轻者出现皮疹，重者喉头水肿或休克；甲亢患者在发病及治疗期间禁止含碘造影剂检查，以防止甲亢危象发生。CTA 和 CAG 检查后，需间断性多饮水（2000mL 左右），促进造影剂排泄，减少对肾脏的损害。同时需要观察是否出现过敏反应，比如皮疹、呼吸急促等。

因此，具有明确肾功能异常、既往碘过敏反应以及甲亢病史者进行 CTA 和 CAG 检查时，要及时与医生沟通，以便及早采取应对措施。

肾功能异常患者是否能进行 CTA 和 CAG 检查，需经过医生评估。糖尿病患者肾功能异常，若服用二甲双胍，CTA 和 CAG 检查之前 48h 停止服用二甲双胍，检查完成后 48～72h 复查肾功能，肾功能正常可恢复用药。这是由于二甲双胍的代谢物也通过肾脏排泄，与造影剂排泄互相影响，加重肾脏负担，同时可造成乳酸蓄积。

甲亢患者进行 CTA 和 CAG 检查，需要进行甲状腺功能检查，经过医生评估后进行。具有明确碘造影剂过敏史者，尽量不选择含碘造影剂检查，如必须检查，则需在抗过敏治疗后进行，避免出现严重过敏反应。

第三节 冠心病治疗决策

一、冠心病治疗，你需要了解的知识

1. 冠心病的治疗手段

冠心病的治疗包括三个方面：药物治疗、手术治疗以及生活方式治疗。药物治疗和生活方式治疗通常需要终身维持，是否进行手术治疗需要基于对冠状动脉 CT 血管成像（CTA）或冠脉造影检查（CAG）结果以及伴随的其他心血管并发症进行综合评估，比如，冠状动脉狭窄和心肌缺血程度、病变复杂程度以及是否存在严重的瓣膜疾病、大血管病变、心衰等情况。综合评估有助于选择最适合患者病情的治疗方式。

2. 认识病变的严重和复杂程度

动脉粥样硬化斑块可发生在冠状动脉的任何部位。斑块的位置、大小、是否多发以及是否钙化都关系着病变的复杂程度，直接影响治疗的决策。复杂病变具有以下特征，但不局限于此。

（1）左主干病变：斑块位于左主干且管腔狭窄程度超过50%，一旦发生斑块破裂，可能导致整个心脏的心肌严重缺血和缺氧，危及生命；

（2）多支冠状动脉血管病变：比如三支冠状动脉病变，尤其是其中包含左前降支病变；

（3）多发或弥漫性斑块：单支冠脉血管多发斑块，或者呈现弥漫性的长斑块；

（4）管腔完全闭塞：管腔狭窄达到100%的完全闭塞病变；

（5）斑块位于冠状动脉分支开口处或者存在严重钙化。

3. 了解冠心病手术治疗

冠心病手术治疗包括经皮冠状动脉介入治疗［简称冠脉介入治疗（PCI）］和冠状动脉旁路移植手术［简称冠脉搭桥手术（CABG）］。

冠脉介入治疗是心内科采取的一种心脏导管技术。在大腿根部的股动脉或手腕处桡动脉穿刺，通过导管及导丝将球囊或支架送到狭窄的冠状动脉，达到解除冠状动脉狭窄的目的。最常采用的冠脉介入治疗手段包括经皮冠状动脉血管成形术（PTCA）和冠状动脉支架植入术。PTCA是通过球囊扩张冠状动脉狭窄部位，达到改善血流的目的，缺点是容易再狭窄。冠状动脉支架植入术是冠状动脉狭窄部位在球囊扩张的基础上，放置支架，支撑血管，避免冠脉再狭窄，缺点是容易形成血栓（需要双联抗血小板治疗）。除上述治疗手段外，还包括对冠状动脉钙化病变进行旋磨治疗的冠状动脉旋磨术以及冠脉内存在明显血栓时应用负压抽吸导管将冠脉内的血栓抽出的冠脉内血栓抽吸术。介入治疗的优点是局麻手术、创伤小。

　　冠脉搭桥手术是心外科手术方式。冠状动脉血管狭窄程度高，病变复杂程度高，介入治疗风险高的患者可选择冠状动脉搭桥手术。可开胸或腋下小切口进行，在主动脉根部与狭窄冠状动脉远端之间，用从患者胸部取下的乳内动脉或从下肢取下的静脉连接起来形成新的血管通路，使缺血心肌得到血液供应，缓解心绞痛。

二、科学制订治疗决策

　　冠心病患者都应积极参与治疗决策的制订，做到心中有数。同时医生也会依据冠状动脉病变复杂程度、狭窄程度以及伴随其他心血管问题提出治疗建议并与患者及家属沟通，共同制订最适合的治疗决策。

1. 单纯药物治疗选择

　　稳定型心绞痛；或者冠状动脉 CT 血管成像检查，冠状动脉狭窄程度 < 90%，血流储备分数（FFR）> 0.8；或经过核素心肌负荷显像检查，显示缺血程度轻，建议采取药物治疗。目的是缓解胸痛症状，控制危险因素，预防再发心血管事件。药物治疗措施包括：缓解症状及改善心肌缺血治疗、抗血小板治疗、调节血脂和危险因素控制。稳定型心绞痛患者缺血程度加重或药物治疗效果不佳、不稳定型心绞痛或者急性心肌梗死的患者需要选择手术治疗。

2. 冠脉搭桥手术治疗选择

　　对于冠状动脉病变复杂，介入手术风险高，且心肌缺血严重的病人需要行冠脉搭桥。以下情况可优先考虑冠脉搭桥手术治疗：

　　（1）左主干病变，狭窄 > 50%。

　　（2）三支病变，伴有或不伴多处病变或病变弥漫，狭窄 > 90%；介入治疗很难完全解决问题，或者需要放多个支架。

（3）对有 1～2 支病变，狭窄严重或在重要位置不能进行介入治疗的患者，即使心绞痛症状不明显，但如合并左心功能不全、射血分数（EF）＜ 50%。

（4）心肌梗死后伴有并发症的患者，比如合并心室破裂、室间隔穿孔、二尖瓣关闭不全或其他需要外科手术解决的病变。

（5）陈旧性较大面积心肌梗死或 EF ＜ 40% 的患者，进行心肌核素和超声心动图检查，有较多的存活心肌，手术后心功能有望得到改善。

（6）介入性治疗失败或冠脉搭桥手术后发生再狭窄的患者。

3. 冠脉介入治疗选择

具有下列特征患者，可优先选择冠脉介入治疗：

（1）被诊断急性 ST 段抬高型心肌梗死，由于及时转运到医院，有机会进行急诊介入手术开通梗死相关血管，挽救濒临坏死的心肌，缩小心肌梗死范围。

（2）被诊断为非 ST 段抬高型急性冠脉综合征的患者，根据临床情况选择紧急或延迟介入治疗。

（3）稳定性冠心病患者，病变血管狭窄程度 ≥ 90% 或病变血管狭窄程度 ＜ 90%，但冠状动脉 CT 血管成像显示血流储备分数（FFR）≤ 0.8，可进行介入治疗。

三、预防再发心血管事件

1. 防治目标

一旦确诊为冠心病，无论是否采取手术治疗，均需要长期进行药物治疗（二级预防用药，主要包括：缓解症状及改善心肌缺血治疗、抗血小板治疗、调脂治疗）以及终身生活方式治疗。防治的目标包括：

（1）预防血栓形成；

（2）未手术干预的斑块稳定甚至缩小；

（3）预防新斑块形成。

达到上述目标，需要做好三件事情：一是按医生的嘱咐认真服药；二是规范监测，危险因素控制达标；三是长期坚持健康的生活方式和行为。

2. 缓解症状及改善心肌缺血治疗

缓解症状及改善心肌缺血的药物包括：① 硝酸酯类，如硝酸甘油、单硝酸异山梨酯等；② β受体阻滞剂，如美托洛尔、阿替洛尔、比索洛尔等；③ 钙通道阻滞剂（CCB），冠状动脉痉挛的患者首选。

（1）硝酸酯类药物应用注意：依据医嘱每日服用一次的药物，可早上服用，饭前或饭后均可。每日两次的药物，为了避免耐药，两次服药间隔为6～8h，如早上7点服药，下午1点左右服药；或者早上8点服药，下午3点前服药。

对于没有完全解除冠状动脉狭窄的患者，仍需要服用硝酸酯类的药物。冠状动脉狭窄完全解除的患者，可以停用硝酸酯类药物。

（2）β受体阻滞剂应用注意：β受体阻滞剂具有减慢心率、减弱心肌收缩力、降低血压以减少心肌耗氧量的作用。目前更倾向于选择性 β_1 受体阻滞剂，如琥珀酸美托洛尔、比索洛尔，一天一次，最好早上服用，空腹或饭后均可。冠心病患者心率控制在55～60次/分，老年人可适当放宽到70次/分左右。

如果患者有头晕、无力、一过性视物模糊、眼前发黑等现象，可以适当减少β受体阻滞剂用量。

（3）钙通道阻滞剂应用注意：钙通道阻滞剂分为二氢吡啶类（氨氯地平、硝苯地平、非洛地平）和非二氢吡啶类（维拉帕米、地尔硫䓬）。长效硝苯地平和氨氯地平可每日1次使用，适用于伴有高血压的心绞痛患者。非二氢吡啶类药物可降低心率。

需要强调的是心力衰竭患者应避免使用短效的二氢吡啶类以及

非二氢吡啶类。当心力衰竭患者伴有严重的心绞痛，其他药物不能控制而需应用钙通道阻滞剂时，最好选择安全性较好的氨氯地平或非洛地平。

3. 抗血小板治疗

常用的抗血小板的药物包括两类：血小板环氧化酶（COX）-1 抑制剂（阿司匹林），以及 P_2Y_{12} 受体抑制剂（氯吡格雷、替格瑞洛）。

（1）稳定型冠心病抗血小板治疗

① 未进行介入治疗的患者，建议长期服用阿司匹林（每日一次，每次 75～100mg），若不能耐受阿司匹林，可服用氯吡格雷或替格瑞洛。

② 置入药物洗脱支架的患者，术后联用两类抗血小板药物，疗程为 6 个月；经药物涂层球囊治疗的患者，考虑 1～3 个月双联抗血小板治疗，其后改为小剂量阿司匹林长期服用。

对于高缺血风险且出血风险低的介入术后患者可延长双联抗血小板疗程。对于高出血风险的患者可缩短双联抗血小板疗程至 1～3 个月。

（2）急性冠脉综合征（不稳定型心绞痛和急性心肌梗死）抗血小板治疗

① 单纯药物治疗的患者，建议联合应用阿司匹林和替格瑞洛治疗至少 12 个月；如果患者有相对高的出血风险，建议使用氯吡格雷替代替格瑞洛。

② 接受介入治疗的患者，若无禁忌证或高出血风险，建议在阿司匹林基础上加用替格瑞洛治疗 12 个月；当替格瑞洛不可及、无法耐受或有禁忌证时，可使用氯吡格雷替代。但不同患者的具体疗程应根据其缺血、出血风险评分进行个体化调整。

（3）抗血小板治疗注意事项

① 阿司匹林应用注意：目前服用的药物均为肠溶阿司匹林片，顾名思义就是药物到小肠溶解才会安全。阿司匹林每日服用一次，若随

饭服用，或饭后立即服用，药物会在胃内溶解，增加胃出血风险。因此，最好在早上空腹服用，服药至少 30min 后进食，保证充足的时间将药物推送到小肠。

② 氯吡格雷应用注意：每日服用一次，早、中、晚服用均可，受饮食影响小，可空腹也可餐后服用。建议每日固定时间规律服用。如果出现漏服的情况，可以根据医嘱在 12h 之内进行补服。

③ 替格瑞洛应用注意：每日服用两次，早、晚餐前或餐后均可服用。

抗血小板药物尤其是双联抗血小板应用期间可能会出现出血不良反应。皮肤出血点、皮下淤青（磕碰）、牙龈出血、鼻出血等属于轻微出血，偶尔出现则不必调整药物，若频繁出现可适当减少药物。如果出现便中带血、尿血、咯血、神经系统症状（提示脑出血可能），则表明有内脏出血，需要停药且及时就医。

为了减少或及时发现上述出血不良反应的发生，需要定期进行血常规、出凝血、大便潜血和尿常规等指标监测。另外，生活中尽量避免磕碰、身体受挤压和不当使用刀剪，使用软毛牙刷，穿合适的鞋子等。

4. 调脂治疗

冠心病患者调脂治疗以降低低密度脂蛋白胆固醇（LDL-C）为目标，建议 LDL-C 降至 < 1.8mmol/L，且尽量降至 < 1.4mmol/L。常用药物包括三类：抑制胆固醇合成的他汀类药物（瑞舒伐他汀、阿托伐他汀、普伐他汀、匹伐他汀等），胆固醇吸收抑制剂（依折麦布、海博麦布等）以及促进低密度脂蛋白胆固醇降解的 PCSK9 抑制剂（依洛尤单抗注射液、阿利西尤单抗注射液）等。

（1）冠心病患者降胆固醇治疗策略

① 他汀类药物是降胆固醇的基础用药，除了降低胆固醇外，还发挥稳定斑块和抗炎作用。冠心病患者若没有禁忌，不论胆固醇处于什么水平，均适合服用他汀类药物。我国指南建议应用中等剂量他汀类药物。② 中等剂量他汀类药物治疗不能耐受时，可更换胆固醇吸

收抑制剂或 PCSK9 抑制剂。③ 中等剂量他汀类药物治疗后，LDL-C ≥ 1.8mmol/L，则联合胆固醇吸收抑制剂，4～6 周 LDL-C 仍不能达标，联合 PCSK9 抑制剂。④ 中等剂量他汀类药物治疗后，LDL-C ≥ 2.6mmol/L，直接启动他汀类药物联合 PCSK9 抑制剂。⑤ 他汀类药物治疗前 LDL-C ≥ 4.9mmol/L，预计他汀类药物联合胆固醇吸收抑制剂 LDL-C 不能达标者，直接启动他汀类药物联合 PCSK9 抑制剂。

（2）降胆固醇治疗注意事项

① 他汀类药物应用注意：他汀类药物通过抑制胆固醇合成酶的活性，降低胆固醇。晚上胆固醇合成最活跃，因此他汀类药物通常于晚上睡前服用。他汀类药物引发的主要不良反应是肌痛和 / 或转氨酶升高，可通过转氨酶和肌酸激酶检查监测不良反应的发生。若转氨酶或肌酸激酶稍有升高，无须调整他汀类药物剂量；若转氨酶升高未超出正常值上限的 3 倍，或肌酸激酶升高未超过正常值上限的 5 倍，他汀类药物剂量可减半；若转氨酶升高超出正常值上限的 3 倍，或肌酸激酶超过正常值上限的 5 倍，可暂停他汀类药物。停药后大多数患者转氨酶和肌酸激酶恢复正常，此时可更换其他种类他汀药物，并从小剂量开始，或服"天然他汀"成分的血脂康。

② 胆固醇吸收抑制剂应用注意：依折麦布 / 海博麦布不受饮食的影响，可以在一天内任何时间服用。建议固定时间服用，并形成习惯。

③ PCSK9 抑制剂应用注意：皮下注射制剂，使用一次性预充式自动注射笔，在腹部、大腿或上臂皮下注射。PCSK9 抑制剂最好在冰箱中冷藏保存，注射前需将药物放置室温下至少 30min。若在原包装盒中室温下保存，则必须在 30 天内使用。注射前检查药物外观，若溶液浑浊、变色或含有颗粒物，不能使用。每次注射更换部位，不能在同一注射部位同时注射其他药物。

5. 其他危险因素控制和改善预后的治疗

其他危险因素控制包括血压、血糖、体重、吸烟、尿酸、同型半胱氨酸等。对于合并高血压、左室射血分数（EF）≤ 40%、糖尿病或慢性肾脏病的高危患者，只要无禁忌证，都可考虑使用血管紧张素转化酶抑制剂（如福辛普利、依那普利、培哚普利等）或血管紧张素 II 受体拮抗剂（如氯沙坦、缬沙坦、替米沙坦等）。

   ***危险因素控制详细内容将在第二部分心血管健康要素中详细讲述。

四、你关注的其他问题

1. 急性心肌梗死在什么情况下进行急诊 PCI？

剧烈的胸痛，尤其怀疑急性心肌梗死时应立即呼救，急送医院胸痛中心或者心内科急诊。急查心电图、心肌酶及肌钙蛋白等指标，明确心肌梗死诊断，及时治疗，恢复心肌供血。目前急诊 PCI 是急性心肌梗死最及时有效的治疗措施，能迅速扩张冠状动脉，恢复心脏的血流灌注，防止心肌出现不可逆死亡。但能否采取急诊 PCI 治疗取决于胸痛发作时间及伴随的急性并发症程度。急性心肌梗死急诊 PCI 治疗的条件如下：

（1）胸痛发作时间 12h 以内：采取急诊 PCI，扩张血管改善心肌供血，可挽救部分濒临死亡的心肌细胞；

（2）胸痛发作时间超过 12h，但在 24h 以内存在持续性心肌缺血或致命性心律失常；

（3）伴有严重的急性心力衰竭或心源性休克时，不受胸痛时间限制，随时进行抢救。

胸痛发作时间超过 12h，胸闷、胸痛症状缓解，提示缺血心肌已不可逆坏死，急诊 PCI 开通血管无临床价值，建议择期进行 PCI。择期 PCI 的时间为心肌梗死 1 个月后，以提高手术的安全性。

2. 双联抗血小板治疗期间替格瑞洛和氯吡格雷能否互换？

氯吡格雷和替格瑞洛都属于国内常用的 P_2Y_{12} 受体抑制剂，与阿司匹林联合形成双联抗血小板，用于急性冠脉综合征 PCI 术后患者的抗栓治疗。它们的作用机制、疗效、不良反应相似，但替格瑞洛起效更快，作用更强。由于药效持续时间不同，氯吡格雷一天服药一次，替格瑞洛一天服药两次。氯吡格雷受药物代谢酶多态性的影响，抗血小板疗效的个体差异较大，部分患者表现出低反应或无反应（即氯吡格雷抵抗），而替格瑞洛不受药物代谢酶基因多态性的影响，应用范围更广。

目前证据表明，阿司匹林＋替格瑞洛双联抗血小板对缺血性事件预防效果优于阿司匹林＋氯吡格雷。因此，指南将阿司匹林＋替格瑞洛组合作为双联抗血小板的首选方案。因此，一般情况下二者不进行互换，但服用替格瑞洛出现呼吸困难、心动过速等不良反应时，可以替换成氯吡格雷。

3. 他汀类药物联合 PCSK9 抑制剂降脂达标后能否停他汀类药物？

他汀类药物是降胆固醇的基础用药，降胆固醇的同时发挥稳定斑块和抗炎作用。他汀类药物联合应用 PCSK9 抑制剂，低密度脂蛋白胆固醇达标甚至低于 1.0mmol/L 也不建议停用他汀类药物。但是可考虑减小他汀类药物剂量，或者更换作用较弱的他汀类药物。若他汀类药物治疗不能耐受（若转氨酶升高超出正常值上限 3 倍，或肌酸激酶超过了正常值上限 5 倍），可停用他汀类药物。

4. 冠心病患者抗血小板治疗新建议

近期欧洲抗栓治疗共识对冠心病患者抗血小板治疗提出新的建议：

（1）接受介入治疗的非高出血风险冠心病患者，传统的抗栓治疗策略是双联抗血小板治疗 12 个月，然后以阿司匹林为主进行单抗治疗。

新的建议是"双抗"治疗 12 个月，然后以替格瑞洛为主进行单抗治疗。

（2）提出 12 个月常规双联抗血小板治疗的替代方案，即："双抗"疗程由 12 个月缩短至 3～6 个月，然后以替格瑞洛为主进行单抗治疗。这个替代方案是否具有广泛代表性还没有得到专家的广泛认同。

5. 冠心病患者胃/肠镜检查期间如何抗栓治疗?

正在进行抗血小板治疗的冠心病患者进行胃/肠镜检查，需要明确胃/肠镜检查的目的，确定操作造成的出血风险，以及评估停用抗血小板药物造成血栓栓塞的风险。

2016 年我国《抗栓治疗消化道损伤防治中国专家建议》指出，胃/肠镜检查属于低出血风险操作，活检、内镜治疗（息肉切除术，经内镜逆行胰胆管造影术下行括约肌切开术，壶腹部局部切除术，内镜下黏膜切除术，内镜下黏膜剥离术，狭窄扩张术，静脉曲张治疗术，经皮内镜下胃造瘘术，超声内镜引导下细针穿刺术，食管、小肠或结肠支架放置）属于高出血风险操作。美国和欧洲指南规定：冠状动脉药物洗脱支架置入术后＜ 12 个月为停用抗血小板药物高血栓风险人群；未行冠状动脉支架置入术的冠心病患者，冠状动脉药物洗脱支架置入术后＞ 12 个月，为低血栓风险人群。

冠心病患者进行胃/肠镜检查抗栓治疗建议：

（1）高出血风险胃/肠镜操作的高血栓风险患者（药物洗脱支架置入后 12 个月内）尽量避免取活检或胃/肠治疗，尽量在支架置入术后＞ 12 个月进行。

（2）高出血风险胃/肠镜操作的低血栓风险患者，应至少停用抗血小板药物 5 天。

（3）低出血风险胃/肠镜操作的高血栓风险患者可继续应用阿司匹林。

（4）胃/肠镜操作后根据术中出血和止血情况，在术后 12～24h 恢复抗栓治疗，并密切监测出血情况。高出血风险胃/肠镜操作，可酌情延迟到术后 48～72h 恢复抗栓治疗。

第二章
心血管健康要素

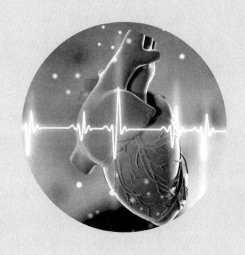

控制危险因素是心血管病防治的基石，不仅可降低心血疾病发生的风险，对于已经确诊冠心病的患者，还可降低再次发生心血管事件的风险。其带来的益处甚至大于二级预防药物治疗的效果。

被称作现代心血管病学教父的哈佛大学 Braunwald 教授强调，如果一个人从年轻时就做到以下几条且长期坚持，这辈子得心血管疾病都很难。① 将低密度脂蛋白胆固醇控制在＜ 1.8mmol/L；② 血压控制在＜ 120/80mmHg；③ 健康饮食习惯（DASH 饮食、低盐饮食、地中海饮食）；④ 从不吸烟或戒烟；⑤ 空腹血糖＜ 5.6mmol/L；⑥ 每周进行≥ 150min 的中等强度锻炼；⑦ 体重指数＜ 25kg/m^2。

美国心脏协会提出心血管健康 8 要素，包括健康行为和健康因素两大类。健康行为包括了饮食、身体活动、吸烟、睡眠 4 项，健康因素包含了体重、血脂、血糖、血压 4 个方面。50 岁时做好生命 8 要素，男性预期寿命延长 8.1 年，女性延长 9.3 年。世界卫生组织认为，预期寿命 60% 归因于健康的生活方式。

在这里我们关注心血管健康 11 要素。在健康 8 要素基础上增加 1 项健康行为及 2 个健康因素，分别是心理压力、尿酸和同型半胱氨酸。这是由于心理压力对冠心病的发生具有重要影响，是造成应激性心肌缺血和猝死的重要原因；而尿酸和同型半胱氨酸是机体代谢的产物，和体重、血脂、血糖、血压共同称为心血管代谢危险因素，增加心血管病的发病危险。

远离冠心病，延长寿命从心血管健康要素做起，从健康生活方式做起，让更健康的心脏伴随你今后的人生！

第一节　远离烟草

一、吸烟，你需要了解的知识

1. 吸烟是冠心病的危险因素

吸烟对心脏和血管的危害已经得到公认，而且对低龄人群的危害更显著。50 岁以下吸烟者冠心病的发病风险增加 5 倍，60 岁以上吸烟者冠心病的发病风险增加 2 倍。吸烟量越大，吸烟时间越长，冠心病发病风险越高。吸烟不仅增加冠心病的发病风险，还增加冠心病患者再发心绞痛和死亡的风险。

2. 烟草，毒物供应站

吸烟产生的烟雾中有 4000 多种化学物质，200 多种有毒或有害物质，69 种具有致癌性。其中尼古丁、一氧化碳、氧自由基、多环芳香烃及丁二烯等与心血管疾病有直接关系。这些物质通过损害血管内皮、提高神经系统兴奋性、影响凝血机制等危害心血管健康。这些物质还可以在肺或血液中蓄积，每多吸一支烟，就为身体多注入一剂毒药。

3. 电子烟，并非安全无害

电子烟已成为一种新兴吸烟行为，虽然有报道认为电子烟毒性低于烟草，且有助于戒烟，但这并不意味着电子烟是完全无害的。它含有与传统卷烟类似的多种有毒化学物质，对血管内皮及全身各器官产生的不良影响与传统卷烟类似。因此，冠心病患者不仅要戒烟，而且不能使用任何电子烟产品。

4. 不得不防的二手烟

世界卫生组织宣布烟草类制品（不包括电子烟）每年导致多达 800 多万人死亡，其中 700 万是吸烟者自己吸烟的结果，而 120 万是非吸烟者暴露于二手烟的结果。如果周围有人吸烟，烟草中的有害物质也会无声无息侵入你的身体。二手烟和吸烟一样增加冠心病的发生风险，甚至比直接吸烟的危害更大。不吸烟者每天暴露于他人烟雾环境 15min 以上即可成为被动吸烟者。调查数据显示，2018 年中国不吸烟者二手烟暴露率为 68.1%，说明大部分不吸烟者同样遭受烟草的危害。因此，二手烟不得不防。

二、警醒：吸烟是如何危害心血管健康的？

如果你还在吸烟，请你耐心阅读下面的文字，期待你痛定思痛地下决心：戒烟！

1. 吸烟，加快了冠心病发生的速度

吸烟是早发冠心病的罪魁祸首之一。因为吸烟，首次心肌梗死事件提前 10 年。即使每天吸烟少于 5 支，急性心肌梗死的发生风险也增加 40%。45 岁以下青年冠心病患者吸烟率远远高于中老年患者，是导致青年男性冠心病发生及快速增长的前三位危险因素之一。另外，吸烟易引起心源性猝死，使猝死的风险升高 3 倍，尤其是年轻人！

2. 吸烟，损害血管内皮，启动动脉粥样硬化

吸烟时，不完全燃烧产生大量的一氧化碳，随呼吸进入血液循环。一氧化碳对动脉粥样硬化的贡献在于损害动脉血管内皮功能，使低密度脂蛋白胆固醇更容易通过受损的内皮并被氧化。内皮损伤和胆固醇沉积进一步激发炎症反应，大量白细胞聚集吞噬被氧化的低密度脂蛋白胆固醇成为泡沫细胞沉积在血管壁，逐渐发展成为动脉粥样硬化斑块。由此可见，吸烟导致血管内皮损伤，为动脉粥样斑块形成创造了条件。

3. 吸烟，导致冠状动脉痉挛及血栓形成

烟雾中的尼古丁等有害物质可刺激交感神经兴奋，引起冠状动脉血管肌层收缩（通常称作冠脉痉挛），使管腔变窄，严重时血管可直接闭塞。吸烟还可使冠状动脉的微血管收缩，造成心肌缺血，产生心绞痛。另外，吸烟刺激动脉血管收缩，导致不稳定斑块破裂，形成血栓堵塞血管。尼古丁还可促进血小板黏附聚集，促进血栓形成。支架术后患者应特别注意因为吸烟造成的支架内血栓形成。

4. 吸烟，升高血脂和血糖水平

烟雾中的尼古丁可加速脂类溶解，导致游离脂肪酸增加和胰岛素抵抗，对糖、脂代谢产生影响，升高血脂和血糖水平。研究显示吸烟者血清总胆固醇水平高于不吸烟者，而高密度脂蛋白胆固醇水平低于不吸烟者，且这种差异与吸烟量有关。另外，吸烟还促进低密度脂蛋白胆固醇氧化，形成易被巨噬细胞吞噬的氧化型低密度脂蛋白胆固醇，促进动脉粥样硬化的形成。因此，吸烟可通过升高血糖及血脂水平增加冠心病的发生风险。

5. 吸烟，烧掉隐形的财富

吸烟是需要花钱的，调查数据显示，购买一盒烟（20 支）的平均花费为 9.9 元（城市约为 10 元，农村为 8.4 元）。可以进行一下粗略测算：若从 18 岁开始吸烟，到预期寿命 80 岁，平均每天吸烟 20 支，一生吸烟的花费 =10 元 ×365 天 ×62 年 =226300 元（不算吸烟造成的生命损失，排除价格波动）。

22 万元相当于农村一套较高档的住房、一辆普通汽车，相当于一个学生高中到研究生的学费和生活费，相当于 2022 年城镇非私营单位在岗职工约 2 年的工资（全国平均水平，税前工资）。

三、医生建议

医生建议

1. 所有冠心病患者不吸烟、不使用电子烟及其他烟草产品。

2. 吸烟者最好完全戒烟，不建议通过逐渐减少吸烟支数戒烟，越早戒烟越好。

3. 远离二手烟。

四、希望：戒烟重建心血管健康

1. 戒烟，对冠心病的益处不亚于药物治疗

戒烟对冠心病患者长期生存的保护作用比任何一种二级预防药物的治疗效果都显著。这些药物包括他汀类药物、β 受体阻滞剂、血管紧张素转化酶抑制剂 / 血管紧张素 II 受体阻滞剂、阿司匹林。戒烟使冠心病远期死亡风险降低 36%，而上述单个药物治疗最高可使死亡风险降低 29%。这也是极力劝导冠心病患者戒烟的重要原因。

2. 戒烟，避免血管内皮受到损伤

戒烟后血液中一氧化碳等有害物质浓度降低，并逐渐被清除。受损的血管内膜功能逐渐得到改善，其他部位血管内皮免受损伤。另外，冠心病患者支架植入术后 3 个月左右支架植入部位会逐渐形成新的血管内膜，如婴儿的血管内膜一样光滑、致密。戒烟使新生的血管内皮免受损伤，预防斑块形成，从而避免支架内再狭窄。

3. 戒烟，抑制斑块的发展和血栓形成

戒烟后，除了血液中的一氧化碳被逐渐清除外，身体还会发生一系列有益于身体健康的变化，比如：戒烟 2 个月血压和心率下降，白细胞数下降，血小板聚集下降。这些变化可减轻炎症反应，抑制动脉粥样斑块的发展，降低血栓形成风险。最新研究发现，戒烟或不吸烟是中青年人群颈动脉斑块完全消失最强的促进因素。

4. 戒烟，降低冠心病的发病和死亡风险

一般吸烟者戒烟 1 年发生冠心病的风险降低一半。对于冠心病患者来说，戒烟则可以避免再发心血管事件，延长生命。研究结果显示：心肌梗死患者戒烟 1 年死亡风险降低 70% 以上，搭桥术后患者心血管死亡降低 75%；戒烟 15 年以上，冠心病死亡风险与不吸烟者相似；40

岁前戒烟可使因吸烟导致的死亡风险减少 90%，且戒烟越早者预期寿命越长。

　　*** 你是否受到触动？是否下定决心戒烟？你的选择和行动，决定你离冠心病有多远，再发心血管事件有多近。

五、戒烟，你可以这样做

1. 下决心戒烟

如果你还没有下决心戒烟，请认真阅读上面的内容。但必须认识到，在你焦灼的时候，内心自我谈判的时候，烟雾仍源源不断地被你吸进体内，危害从来不会因为你的犹豫而停止。我们在等待你的一个决定。你的考虑和准备时间限制在 1 个月之内！最好马上！

2. 选择最正确的戒烟方法

如果你已经下定决心戒烟，请选择正确的戒烟方法。我们建议你完全戒烟，从确定戒烟日开始，一支烟都不吸。通过减少吸烟支数，逐渐戒烟，是不明智的选择。烟雾持续，损害不止。

3. 确定开始戒烟的日子

确定一个日子作为自己的戒烟日，这是一项严肃的行为，可以有一个小小的仪式，从这天开始一支烟都不吸。处理掉家中及办公室所有香烟和打火机（扔掉），开启无烟人生，步入心血管健康行为行列！

4. 宣告戒烟，获得支持

向家人、朋友、同事和经常接触的其他人宣告自己戒烟，取得他们的支持，避免递烟，同时规避各种吸烟的机会和场所。对于递烟的行为，可以委婉拒绝，迫不得已接了也要搁置起来，告诫自己一口都不能吸。

5. 持续的决心和动力

时刻将健康放在第一位，不断提醒自己一定要坚持，为健康而忍受暂时的"痛苦"。每当你想放弃时，畅想自己的冠状动脉或全身动脉血管"通畅"，身体活动不受限制，长命百岁的幸福日子，从而为自己戒烟的马达加油。你还可以和你的医生或疾病管理师联系，他们的鼓励、慰藉、奖励会为你提供源源不断的动力。

6. 宣告戒烟成功

如果你的戒烟行为坚持 6 个月以上，祝贺你，已成功戒烟！一定给自己一份有价值的奖励，你可是拿到了通向健康生活的入场券，值得祝贺！

7. 远离烟草，永绝后患

一旦戒烟成功，要时刻告诫自己，拒绝烟的诱惑，永远不再将烟放入口中，并且远离二手烟。只有这样，才能真正避免烟雾对身体的损害。

*** 戒烟不易，保持不吸烟的习惯更难。因为冠心病的治疗，暂时让你忘掉了曾经的"心痛"；随着时间的流淌，医生的"教导"可能成为过往云烟；无孔不入的诱惑也可能侵蚀已不坚定的意志。烟雾起，损害现！希望以此自勉。

六、你关注的其他问题

1. 戒断症状处理

戒烟过程中可能会出现烦躁、焦虑、易激惹等情绪反应，恶心、呕吐、胸闷、出汗、打哈欠等躯体反应，睡眠障碍或神经衰弱等精神反应。告诉自己这很正常，而且是暂时的。

上述症状通常出现在停止吸烟几小时至 3 周内，第 1 周最严重，3 周后基本消失。积极看待戒断症状，这些症状出现说明身体正在摆脱尼古丁等物质的控制，是身体全面大扫除试图恢复正常功能的努力，是好现象！

当你觉得忍受这些症状很辛苦时，可以问自己：戒断症状难以忍受还是曾经的胸痛难以忍受？哪种感觉更恐惧？相信你的选择不会错！接下来你可以这样做。① 不要将注意力停留在这些感觉上，尽量忽视它们，进行心理暗示：我没有任何不舒服！我好得很！② 转移注意力：比如做家务、聊天、和宠物玩耍、户外运动等。③ 缓解症状：比如喝水或鲜榨果汁，吃喜欢的水果等。

2.戒烟后体重管理

戒烟后通常会有体重增加的现象，这与体内尼古丁水平降低有关。吸烟时体内尼古丁水平高，抑制食欲，增加基础代谢，并且使胃黏膜血管收缩，影响营养物质的吸收。戒烟后尼古丁水平降低，食欲增加，还会改变肠道菌群，胃肠吸收功能恢复，体重可能增加 2～3kg。

这种情况愉快接受就好，要相信戒烟对身体的益处远远大于体重增加带来的坏处。何况体重增加是暂时的，通过调整饮食和身体活动可保持体重，避免体重增加过多。另外，每当想吃东西时，提醒自己减少高热量食物，选择热量低的蔬菜和水果；也可以转移注意力，离开有食物的环境，避免随手拿到食物。

3.可尝试的戒烟药物

戒烟药是有效的戒烟辅助方法，世界卫生组织推荐的一线戒烟药物包括：尼古丁替代治疗相关制剂、酒石酸伐尼克兰片、盐酸安非他酮缓释片。

尼古丁替代治疗相关制剂包括：尼古丁咀嚼胶、尼古丁吸入剂、尼古丁口含片、尼古丁鼻喷剂和尼古丁贴片。不吸烟的当天开始使用。但是冠心病、血管痉挛性疾病、未能控制的高血压、严重肾病、十二指肠和胃溃疡、中重度肝脏疾病等患者不建议应用。

伐尼克兰片：在设定戒烟日当天或此日期前 1～2 周开始服用，但有精神症状、血管神经性水肿、过敏反应者不建议使用。

安非他酮缓释片：在设定戒烟日前 1 周开始服用，但癫痫、贪食或厌食症、近期戒酒和停服镇静剂以及正在服用单胺氧化酶抑制剂（抗抑郁、恐惧及恐慌和社交恐惧症药物）者不建议使用。

第二节　健康饮食

一、健康饮食，你需要了解的知识

1. 人体必需的营养素

人体必需的营养素有 40 多种，包括产能营养素、常量元素（钾、钠、钙、镁、磷、硫、氯）、微量元素、维生素以及膳食纤维、植物甾醇等。通过饮食全面摄取上述营养素是身体健康的保证。

建议：食物多样，每天食物种类 12 种以上，每周 25 种以上，以保证获取足够的营养素。

2. 三大产能营养素

碳水化合物、蛋白质、脂肪是供给人体基础生命活动、各器官功能和身体活动所需能量的主要来源。碳水化合物的主要来源：全谷类和杂豆类、薯类、蔬菜和水果以及精米面；蛋白质的主要来源：水产品（鱼虾类）、肉类（禽肉、畜肉）、奶类、蛋类、大豆类、坚果；脂肪的主要来源：植物油、动物油脂、坚果。

同质量的三大产能营养素，脂肪提供的热量最高，碳水化合物和蛋白质提供的热量相同。因此，每天三大营养素能量摄入需要一个合理的比例。建议一般人群碳水化合物提供能量占50%～65%、蛋白质提供能量占10%～20%、脂肪提供能量占20%～30%。三大产能营养素摄入量、种类、比例不合适，均是不健康饮食的主要问题，也是饮食调节的主要内容。

3. 碳水化合物的来源与选择

精细粮食：经精细加工，去除全部或大部分麸皮，或者胚乳和胚芽的谷物，如精米面。

全谷物：未经精细化加工或者虽经碾磨／粉碎／压片等处理仍保留了完整谷粒，如稻米、小麦、小米、玉米、燕麦、黑米、高粱、青稞、粟米、荞麦、薏米等。

杂豆：除大豆（黄豆、青豆、黑豆）之外的豆类，如红豆、绿豆、芸豆、花豆等。大豆中蛋白质含量较高，杂豆中碳水化合物含量较高。

薯类食物：主要包括马铃薯（土豆）、甘薯（红薯、山芋）、山药和木薯。

饮食中碳水化合物优选方案：选择顺序依次为全谷类、杂豆、蔬菜、水果，薯类可替代部分精米面。一天中至少有一餐加入全谷类食物。

4. 蛋白质的来源与选择

水产品（鱼虾类）：优质蛋白，对心血管健康有益。

肉类（禽肉、畜肉）：红肉为主，过量食用不利于心血管健康。

奶类：优质蛋白，含丰富的钙质，对控制血压有益。

蛋类：优质蛋白，易被人体吸收。

大豆：包括黄豆、青豆和黑豆，含有丰富的植物蛋白。

坚果和粗杂粮也含有丰富的蛋白质。

饮食中蛋白质优选方案：首选水产品，每天40～75g；每天1个鸡蛋；奶类 300g 左右；大豆作为最好植物蛋白的来源，适量食用（每天 25g 左右，肾功能不全者可减少）。红肉的量每天最多 75g（1 个半鸡蛋大小）。

5. 脂肪的来源与选择

饱和脂肪酸：动物脂肪除鱼油外主要为饱和脂肪酸，主要作用是提供能量，过量食用可引起血脂紊乱，增加肥胖、糖尿病和冠心病的发生风险。指南建议一般人群饱和脂肪酸提供的能量不超过总热量的 10%，冠心病患者应限制饱和脂肪酸的摄入，建议不超过总热量的 7%。饱和脂肪酸含量高的食物包括动物油、肥肉、棕榈油、椰油、黄油、天然奶油。

需要强调的是：瘦肉的肌纤维中也含有脂肪，动物内脏脂肪含量高于肌肉。畜肉中的脂肪以饱和脂肪酸为主，其中猪肉脂肪含量最高，其次为羊肉和牛肉。禽肉中的脂肪以单不饱和脂肪酸为主，脂肪含量低于畜肉。鱼类脂肪含量低，主要是不饱和脂肪酸（单不饱和脂肪酸和多不饱和脂肪酸）。

不饱和脂肪酸：不饱和脂肪酸主要存在于植物油中，由单不饱和脂肪酸和多不饱和脂肪酸构成。食物中单不饱和脂肪酸主要是油酸，所有植物油中都含有油酸，其中橄榄油、核桃油、花生油、苦茶油含量较高。多不饱和脂肪酸包含亚油酸、亚麻酸、花生四烯酸等。多不饱和脂肪酸可降低胆固醇和甘油三酯。人体不能合成亚油酸和亚麻酸，必须从膳食中获得。因此，膳食指南建议脂肪的主要来源是不饱和脂肪酸，从坚果中获得优于植物油，因为植物油怕光、易氧化、不耐高温、容易变质和硬化成饱和脂肪酸。

***下面提供一些多不饱和脂肪酸深层次的知识作为了解。

多不饱和脂肪酸主要存在于深海鱼类、种子/种子油、坚果中，分为 ω-6 系列和 ω-3 系列。亚油酸和花生四烯酸

属 ω-6 系列，亚麻酸、20 碳 5 烯酸（EPA）和 22 碳 6 烯酸（DHA）属 ω-3 系列。豆油、玉米油、葵花籽油中 ω-6 系列多不饱和脂肪酸含量较高；鱼油（主要成分为 EPA 和 DHA）、亚麻油、紫苏油中 ω-3 系列多不饱和脂肪酸含量较高。

ω-6 多不饱和脂肪酸能降低胆固醇和甘油三酯，有助于降低冠心病的发生风险。ω-3 多不饱和脂肪酸可调节血脂、预防血栓，调节免疫力，促进脑细胞发育。ω-6 多不饱和脂肪酸和 ω-3 多不饱和脂肪酸适宜的比例为 4~6：1，ω-6 多不饱和脂肪酸过高可抑制 ω-3 多不饱和脂肪酸的功能。

反式脂肪酸：反式脂肪酸天然存在于牛、羊等（反刍动物）的肉、奶及奶制品中（奶油、黄油等）。反式脂肪酸另一来源是食物加工过程，包括氢化植物油、部分氢化植物油、氢化脂肪、酥油、高温烹饪（油炸食物、甜点、烘焙食物、零食）。我国膳食指南建议反式脂肪酸摄入量每天不超过 2g。

高脂食物：含饱和脂肪酸高的动物性食物（肥肉、动物内脏），以及含不饱和脂肪酸高的加工食品（油炸食物、零食、糕点）等。

食物中脂肪优选方案：以含不饱和脂肪酸高的植物油、坚果为主要来源，限制饱和脂肪酸及反式脂肪酸的摄入量。

二、警醒：不健康饮食是如何危害心血管健康的？

1. 高热量饮食，是心血管代谢异常的主要因素

高热量食物摄入是我国居民膳食的一个重要特点。过多摄入高脂、高糖等高热量食物是导致肥胖、高血压、糖尿病和血脂异常等代谢问题的根源，而这些与代谢相关的健康问题直接导致了冠心病发生和死亡率的增加。具有上述代谢问题的任意 3 项，可确定为冠心病的高危人群，发生冠心病的风险远远高于普通人。

2. 全谷类、蔬菜和水果不足，是中国心血管病死亡的头号饮食问题

全谷类食物、蔬菜和水果摄入不足是中国心血管疾病主要饮食危险因素，这三类物质含有丰富的膳食纤维、植物固醇和微量元素。蔬菜摄入量每减少 80g/d，心血管病死亡风险上升 4%～11%；而增加这三类食物的摄入可显著降低糖尿病、高血压、冠心病、中风的发病风险。目前，世界卫生组织及各国预防心血管疾病的饮食模式均强烈推荐增加全谷类食物、蔬菜和水果的摄入。

3. 反式脂肪酸，一无是处

反式脂肪酸经常隐藏在零食、糕点、油炸食物等令人嘴馋的食物中，它不仅高热量还高危害。反式脂肪酸摄入量增加，不仅升高低密度脂蛋白胆固醇，加剧内皮功能损伤，还促进胰岛素抵抗和炎症反应。反式脂肪酸长期摄入超标（超过总热量的 1%，约 2g），可使冠心病的发生风险增加 3 成。冠心病患者、冠心病高危人群及儿童、青少年应特别引起注意，降低反式脂肪的摄入。

4. 红肉过量，健康无益

红肉（主要指畜肉）即使是纯瘦肉也不是纯粹的蛋白质，其中含有较高的饱和脂肪酸。有研究发现：过量摄入红肉会增加肥胖、糖尿病、高尿酸血症以及代谢综合征的发生风险，进而增加心血管疾病的发生风险。但是对"过量"的定义并不严格，有的研究以每天摄入 100g 为过量。也有研究并未发现红肉是增加心血管疾病的独立危险因素。但是，以畜肉为主、极少摄入或不摄入海产品的饮食方式，更易激发机体的炎症反应，促进动脉粥样硬化的进展。因此，我国的膳食指南建议禽畜肉每天摄入 40～75g，这便是一把尺子，可稍偏左或偏右，但不可偏离过多。

5.非糖甜味剂，健康隐患

非糖甜味剂指的是在不使用糖的情况下重现甜味，是游离糖的 0 热量替代品。以前认为非糖甜味剂有助于减重及糖尿病患者的血糖控制。目前研究表明，过多食用甜味剂增加心血管疾病发生风险。

三、医生建议

医生建议

1. 健康的饮食习惯是防治冠心病的基石，在平衡饮食的基础上，控制饱和脂肪酸和胆固醇，增加纤维素和植物固醇。

2. 可以参照中国心脏健康饮食或者地中海饮食模式制订个性化食谱。

四、希望：健康饮食改善心血管健康

1.健康饮食降低冠心病发生风险

健康饮食具有调控血压、血糖及血脂的作用，并降低高血压、糖尿病、血脂异常、冠心病等的发生风险。研究表明：充分摄入全谷类食物、杂豆、蔬菜和水果可使收缩压下降大约 11mmHg，辅助血糖控制并使糖尿病的发生风险降低 20% 以上，冠心病的发生风险降低 10%～20%。世界卫生组织最新膳食指南建议：健康饮食应该营养均衡，食物多样；碳水化合物优选全谷物、蔬菜、水果和豆类，减少精细加工食物；增加鱼虾类优质蛋白，减少红肉，适量摄入植物蛋白；选择植物油、坚果和富含 ω-3 不饱和脂肪酸的食物；充足的膳食纤维。

2. 健康饮食改善机体慢性炎症反应

炎症反应是动脉粥样硬化发生和发展的必要条件，改善身体的炎症环境有助于延缓动脉粥样硬化的进程，预防冠心病的发生。研究显示地中海饮食可通过改善肠道菌群减轻机体的慢性炎症反应。地中海饮食：以蔬菜、全谷物、豆类、坚果和水果为主，增加植物蛋白、鱼类、海鲜和低脂乳制品，减少精米面和盐的摄入，不食加工肉和含糖饮料。

另外，有研究显示间歇性禁食可降低血液中炎症标志物水平。长期坚持限制饮食，比如在原饮食基础上每天减少200～300kcal❶热量也可改善身体慢性炎症。

3. 改善心血管健康的饮食模式

地中海饮食、得舒饮食（DASH）以及中国心脏健康饮食（CHH）模式经大量研究表明可显著降低冠心病发生风险，并向全世界推荐。它们的共同特点是：蔬菜、水果、全谷食物、豆类及其制品、奶类、禽类、瘦肉和坚果作为食物的主要来源，具有低盐、低饱和脂肪、高膳食纤维特征。

饮食组方在降胆固醇方面也能发挥重要作用。研究已表明富含坚果、膳食纤维、植物甾醇、ω-3不饱和脂肪酸和抗氧化成分的饮食组方可以显著降低血液胆固醇水平。

*** 食物可促进健康也可危害健康，忆往昔，大快朵颐不健康饮食的岁月，留下"心痛"的回忆。今天需认真思考哪些食物应该更多地出现在你的餐盘。

---

❶ 1kcal = 4.1868kJ。

五、健康饮食，你可以这样吃

1.冠心病患者健康饮食建议

健康饮食不仅促进心血管健康，预防冠心病的发生，还能改善冠心病患者的预后，延长生命。建议冠心病患者饮食做到以下几点。① 要控制：总热量、饱和脂肪酸、胆固醇、精米面、红肉和盐的摄入；② 要增加：蔬菜、水果、水产品、全谷物和杂豆的摄入量；③ 要稳定：鸡蛋、奶类、坚果的摄入量；④ 要限制：酒和反式脂肪酸最好不摄入。具体要求如下：

（1）降低饱和脂肪酸和反式脂肪酸摄入：我国居民膳食指南建议，冠心病患者饱和脂肪酸占总能量的比例＜ 7%，反式脂肪酸占总热量的比例＜ 1%。按每天摄入 1500kcal 热量计算：饱和脂肪酸供能 105kcal，约 10g 饱和脂肪酸（鹌鹑蛋大小的肥肉）；反式脂肪酸提供的热量 15kcal，约 1.5g。需要做到：不选择动物油、肥肉、棕榈油、椰油；尽量不食用加工肉食、糕点、油炸食品；烹饪温度低于 150℃，采用蒸、煮、炖方式，避免油炸、烤、煎等方式。

建议用不饱和脂肪酸代替部分饱和脂肪酸。比如，每日食用坚果 10g（相当于 12～15 粒花生米的重量）和含不饱和脂肪酸多的植物油每日 20～30g（相当于 2～3 磁勺）。虽然膳食强调用不饱和脂肪酸代替部分饱和脂肪酸，并不意味着不饱和脂肪酸多吃就有益，每天仍有限量，满足身体需要就可以。

（2）增加鱼虾等海产品摄入，减少红肉摄入：动物蛋白（肉、蛋、鱼）每天摄入 120～200g，鱼虾类每周至少 2 次，或每周 300～500g。考虑到上述食物提供蛋白质的同时也是胆固醇的主要来源，建议：如果每天这三类食物都摄入，则鸡蛋 1 个（40～50g）、鱼和虾 50g、禽畜肉 50g；如果鱼虾类每周 2～3 次，则每次食用 100～150g，这时可以不食用禽畜肉。

（3）优选碳水化合物：碳水化合物供能比为 50%～55% 时冠心病

的发生风险最低，不建议不吃碳水化合物或低碳水化合物。增加全谷类和杂豆类（至少 50g，相当于 5 磁勺或者 2 小把），减少精细加工的米面。建议碳水化合优先从全谷类和杂豆、蔬菜、水果和薯类中获得。

（4）保障蔬菜、水果摄入量：每天蔬菜最好达到甚至超过 500g，深颜色蔬菜占一半以上。水果每天 250g 以上。

（5）奶类天天有：每日摄入 250～300g 奶类，推荐低脂奶或未添加糖的酸奶。

（6）大豆及其制品经常吃：每天大约 20g 大豆，或相当的 60g 北豆腐、45g 豆干、150g 内酯豆腐。

（7）限制食物中的胆固醇：每日胆固醇摄入＜ 300mg。

（8）增加天然膳食纤维摄入量：每天至少 25g，主要来源于全谷物及杂豆、大豆、蔬菜、水果、薯类。比如：500g 新鲜蔬菜提供膳食纤维约 10g，250g 水果提供膳食纤维约 4～5g，50g 全谷类及杂豆提供膳食纤维约 3g，100g 薯类提供膳食纤维约 3g，坚果、豆制品以及米面类也提供部分膳食纤维。

（9）增加植物固醇摄入量：每天 2～3g，主要来源于坚果、植物油、全谷类及杂豆。蔬菜、水果中植物固醇含量较少，但因为摄入量大，也是植物固醇的重要来源。

（10）限制钠盐摄入：每日摄入量低于 5g。

2. 如何通过饮食降低血液中胆固醇

胆固醇存在于动物性食物中，含胆固醇高的食物主要是脑、内脏、卵黄、鱼籽、虾、蟹、墨鱼、鱿鱼、肥肉等。瘦肉和大部分鱼类胆固醇含量较低；奶类胆固醇含量极低；植物性食物，如水果、蔬菜、豆腐、谷薯类不含胆固醇。

（1）减少胆固醇摄入：尽管血液中胆固醇来源于食物的比例低，也没有强有力的证据表明胆固醇摄入量与心血管疾病具有强相关关系。因此，有指南不再限制普通人群胆固醇摄入量。但这并不意味着冠心病患者每天胆固醇摄入量＜ 300mg 的要求不需要遵守。建议每天食物中胆固醇主要从蛋类、瘦肉和水产品中获得，可以每天吃 1 个鸡蛋（固醇 250mg 左右）、50g 瘦肉或鱼虾（胆固醇 30～50mg 左右），一方面保证蛋白摄入量，另一方面控制胆固醇摄入量。

动物内脏虽含丰富的铁、B 族维生素等对人体有益的物质，但饱和脂肪酸、胆固醇和嘌呤的含量也很高，不建议冠心病患者经常食用。如果特别想吃，为了增加幸福感，可每月吃一次，每次不超过 25g（半个鸭蛋大小），若食用了动物内脏，当天可不食用蛋黄。

需要说明的是，大多数人血液中胆固醇仅 20% 左右来源于食物。研究显示摄入的胆固醇减少 200mg（相当于一个蛋黄）可使血胆固醇降低约 0.1mmol/L。由此可见，单纯限制饮食中胆固醇，对血液中胆固醇水平影响并不明显。但对于胆固醇敏感者（约占人群的 1/4，食物中胆固醇吸收入血液的比例远远高于普通人）及家族性高胆固醇血症患者则需要严格限制饮食中胆固醇的量，减少或不食用蛋黄，禁止食用动物内脏。

（2）减少胆固醇吸收：食物中的膳食纤维和植物固醇 / 植物甾醇可降低胆固醇的吸收。建议每天摄入膳食纤维（25g）、植物固醇（2～3g）。膳食纤维主要存在于蔬菜、水果、全谷类和杂豆、薯类、坚果等食物中；植物固醇主要存在于植物油、坚果、全谷类、豆类中。健康饮食，可保证摄入足够的天然膳食纤维和植物固醇。

3. 如何通过饮食降低炎症反应

饮食是调节人体免疫环境的关键方法。研究表明通过饮食降低炎症反应的方法是有效的。富含抗氧化剂、多酚、活微生物（发酵食品）、维生素和矿物质的饮食具有抗炎作用：其中富含多酚的食物主要是蔬菜、水果、坚果、大豆、茶、可可等植物性食物；具有抗氧化作用的食物主要是蔬菜、水果、坚果等食物，尤其是深颜色蔬菜；含维生素和矿物质丰富的食物主要是蔬菜、水果、坚果、优质蛋白。促进炎症反应的食物主要是红肉、高糖食品、高脂肪食品、精加工食品、反式脂肪酸和饱和脂肪酸含量高的食品。

为了降低机体的炎症反应，尽量避免过多摄入促进炎症反应的食物，选择富含 ω-3 脂肪酸的鱼类、坚果、橄榄油、蔬菜、水果、全谷类食品。

4. 如何限制盐的摄入

每人每日食盐摄入量小于 5g，从食盐的主要来源入手采取控盐措施。可以尝试以下方法：

（1）使用盐勺或盐罐控制盐量；

（2）避免加工食物（如咸菜、咸鸭蛋、土豆片、罐头食品、咸肉等）；

（3）了解食品标签，选择低盐食品；

（4）用其他调味品代替盐（醋、蒜汁、糖、胡椒、辣椒）；

（5）选择低钠盐。

5. 冠心病患者饮食推荐方案

基于平衡膳食和冠心病患者健康饮食推荐要点，设计的总热量约为 1500kcal 的饮食清单见表 2-1。为了简便易实施，基本上固定了坚果、大豆、鸡蛋、牛奶、畜禽肉的摄入量，可通过调节精米面、薯类、水产品和油脂的量增加或减少食物的热量，例如：女性、减重者可进一步减少精米面、薯类和油脂的量以减少摄入的总热量，男性则可以适当增加。

表 2-1　每日饮食种类和摄入量建议

每天食物种类	推荐食物量（非加工）	称量方法	食用量	增减量
食盐	5g	啤酒瓶盖 1 平盖		可减少
坚果	10g	12～15 粒花生米	2 个核桃、1 小把瓜子仁、2 大把带皮瓜子，与 12～15 粒花生米大小一致的其他坚果	固定

续表

每天食物种类	推荐食物量（非加工）	称量方法	食用量	增减量
大豆类	20g（15～25g）	1磁勺（平）=10g,20g：2平勺或者1小把（手掌微收）	60g北豆腐（鸭蛋大小）、150g内酯豆腐（3个鸭蛋大小）、1块豆干（略小于手掌）	固定
植物油	女20g,男30g	1磁勺=10g,女：2勺,男：3勺	10g坚果代替1勺油	可略少
水产品（鱼虾）	50g（40～75g）	约5cm的一段草鱼/鲤鱼	手掌大小一段带鱼、手掌大小的三文鱼（厚度同带鱼）、4～5只虾	每周2次以上
瘦肉（猪肉、牛羊肉、禽肉）	50g（40～75g）	50g：1个鸭蛋大小	1个鸭蛋大小瘦肉	最多75g（1.5个鸭蛋大小）
蛋类	40g	1个普通鸡蛋	1个鸡蛋/鸭蛋、3～4个鹌鹑蛋	每周5～7个,固定
奶类	300g	1袋奶	300g纯牛奶=300g酸奶、12.5g奶粉、10g奶酪	固定
全谷类和杂豆	50g（50～100g）	1磁勺（平）=10g,50g：5平勺或者2小把（手掌微收）	各种杂粮和杂豆	可增加
薯类	100g（50～150g）	50g：1个鸭蛋大小	2个鸭蛋大小的土豆/红薯/芋头	可增加
精米面	100g（100～150g）	1磁勺（平）=10g,100g：10平勺	2个80g小馒头、2个小半碗米饭	可增加,也可减少
水果	200g（200～350g）	200g：1个网球大小的苹果、梨、桃子、橙子	9颗草莓、2根小香蕉、15颗枣、1根大香蕉	可增加
蔬菜	500g（300～500g）	1把小白菜	—	可增加

水产品往往做不到每天食用，建议每周300～500g；最好每周2次以上，每次可以食用150g；若每天食用，每天可食用50g。

特别建议：水果、坚果和酸奶可用于上午和下午的加餐，进食的顺序为蔬菜、蛋白质类、碳水化合物。

6. 推荐三款冠心病饮食高方（饮食模式）

下面是有证据表明可以降低血压和心血管疾病发生风险且位于最高推荐级别的三种健康饮食模式。

（1）控制高血压的DASH饮食模式

特征：五多一少，即高钾、高镁、高钙、高膳食纤维、丰富的不饱和脂肪酸和低饱和脂肪酸。

——增加摄入蔬菜、水果；

——选择全谷物食品，减少精米面；

——蛋白质以鱼肉、鸡蛋、瘦肉为主；

——选择低脂奶，减少饱和脂肪酸；

——减少钠盐、甜品和含糖饮料的摄入。

（2）地中海饮食模式

特征：以植物性食物作为基础，高膳食纤维、高维生素、低饱和脂肪酸。

——足量蔬菜、水果、全谷类、豆类、坚果类食物；

——每周至少摄入2次海产品（鱼、虾、贝类）；

——适量摄入禽肉、乳制品，减少红肉；

——烹饪时用植物油来代替动物油，提倡用橄榄油；

——尽量降低食物的加工程度，采用蒸、煮、炒、焖等烹饪方法。

（3）中国心脏健康饮食模式（CHH）

特征：减少饱和脂肪酸和钠盐的摄入量，增加钾、镁、钙和膳食纤维的摄入量，增加蛋白质和碳水化合物的摄入量。

——改变烹饪方式，减少油的食用，增加不饱和脂肪酸摄入；

——选择鱼肉、家禽肉、豆类、牛奶等低脂蛋白；

——增加全谷物摄入，限制糖的摄入；

——减少烹饪用盐，用低钠盐替代普通盐；

——充足的蔬菜、水果和奶类以增加钾、镁和钙的摄入。

7. 慧眼识食物

购买包装食物时注意分辨食物的热量、钠盐（或 Na）含量、是否含有反式脂肪酸、是否在保质期内。

（1）辨识高盐食物

高盐食物：钠含量＞ 600mg/100g 固体食物或 100mL 液体食物。

低盐食物：钠含量≤ 120mg/100g 固体食物或 100mL 液体食物。

（2）辨识高热量食物

根据同等重量食物提供的热量（图 2-1），选择低热量食物。碳水化合物中精米面和深加工食物热量最高，应减少食用；坚果类热量较高，但不饱和脂肪酸、蛋白质、植物固醇丰富，建议每天吃，限定 10～15g；薯类热量低，可替代精米面；水果和蔬菜热量最低，可以多食用。

100克食物 热量（kcal）	
米饭	108
馒头	221
玉米	106
面条	130
马铃薯	76
全麦面包	221
油条	386
方便面	472
桃酥	500

100克食物 热量（kcal）	
猪肉(瘦)	143
牛肉(瘦)	106
鸡肉	120
鱼	100
基围虾	101
豆腐	81
牛奶	54
鸡蛋	144
猪肉(五花)	568
香肠	508

100克食物 热量（kcal）	
番茄	19
辣椒	23
胡萝卜	37
藕	70
草莓	30
苹果	52
香蕉	91
花生(带皮)	589
葵花子(带皮)	591
开心果	614
白酒	298

图 2-1 100g（2 两）食物提供的热量比较

（3）辨识高胆固醇食物

胆固醇存在于动物性食物中，植物性食物不含胆固醇。表 2-2 展示了常见食物胆固醇的含量，有助于正确选择低胆固醇食物。

表 2-2　常见食物胆固醇含量及食用建议

食物种类	部位	胆固醇含量（mg）/50g 食物	胆固醇摄入量 /（＜ 300mg/d）	建议
动物内脏	脑	猪脑：1500	超标	建议：不食用或偶尔食用，每次 25g 左右，不建议食用动物脑
标注鸡、鸭、鹅、牛、羊、猪 6 种动物内脏中胆固醇最高的	肝脏	鸭肝：250	未超标	
	大肠	猪肥肠：80	未超标	
	腰	猪腰：200	未超标	
	肚	牛肚：170	未超标	
	舌	羊舌：73	未超标	
	心	猪心：79	未超标	
	肺	猪肺：157	未超标	
蛋类	鸡蛋 1 个	约 300	基本相当	建议：每天 1 个鸡蛋，或 1 个鸭蛋，或 3 ～ 4 个鹌鹑蛋，或 1/4 鹅蛋
	鸭蛋 1 个	约 300	基本相当	
	鹅蛋 1 个	约 1700	超标	
	鹌鹑蛋 1 个	约 50	未超标	
鱼子		约 200 ～ 250	基本相当	不建议食用
水产品	虾皮	约 300	基本相当	建议：经常食用鲜鱼虾类，每天 50g，或每周 300 ～ 500g
	小虾米	约 360	超标	
	凤尾鱼	约 160	未超标	
	墨鱼	约 140	未超标	
	鱿鱼	约 135	未超标	
	螃蟹	约 120	未超标	
	虾	约 75	未超标	
	其他鱼类	均低于 100	未超标	

续表

食物种类	部位	胆固醇含量（mg）/50g 食物	胆固醇摄入量/（＜300mg/d）	建议
肥肉	肥牛肉	约 95	未超标	不建议食用，若食用应不超过 15g
	肥羊肉	约 85	未超标	
	肥猪肉	约 53	未超标	
瘦肉	鸡、鸭、牛、羊、猪	低于 50	未超标	建议：每天 40～75g
奶类		低于 10	未超标	建议：每天 300g 或 1 袋
植物性食物	谷薯类	0	不含胆固醇	建议：每天食用
	豆类	0	不含胆固醇	
	蔬菜、水果	0	不含胆固醇	

注：1.肉类以50g（1两）食物为单位显示胆固醇含量，蛋类按个为单位显示胆固醇含量；2.动物内脏胆固醇含量显示50g鸡、鸭、鹅、牛、羊、猪6种动物内脏中胆固醇含量最高的种类，比如，50g动物脑，牛、羊、猪3种动物中猪脑胆固醇含量最高，为1500mg。

　　***人以食为天，诸多限制，一定会让人觉得人生少了快乐和幸福吧？什么也不要想，尝试一下，习惯一下，也许会有意想不到的收获。如果收获健康都不能让你幸福，允许你每个月肆意一次。

六、你关注的其他问题

1.冠心病患者能否喝茶？

　　茶水中含有茶多酚、咖啡碱、氨基酸、可溶性糖、果胶、无机成分、维生素、水溶色素和芳香物等。不同种类茶叶含有上述物质种类和量不同。茶多酚的主要作用包括抗氧化、抗炎、抗血栓、抗癌、降压、降脂、降糖和预防动脉粥样硬化。咖啡碱是生物碱中最主要的成分，主要作用包括兴奋中枢神经、利尿、促进血液循环、助消化等。

有研究表明：绿茶可降低心血管疾病的发生风险，每天饮用3杯（2～4杯），每周饮茶3次以上可降低心血管疾病的发生风险。

建议：大多数冠心病患者可以饮茶，但不宜喝浓茶，不宜过多，3杯左右即可。饮茶后心悸或心率明显加快者，神经衰弱、失眠者不建议饮茶。不能用茶水服药，服药后也不能马上饮茶。

2. 冠心病患者能否喝咖啡？

咖啡粉的主要成分有咖啡因、单宁酸、脂肪、酸性脂肪、挥发性脂肪、蛋白质、糖、纤维、矿物质。咖啡（水）中主要成分为咖啡因、脂肪、矿物质，蛋白质含量很低。

咖啡对心血管疾病的影响目前没有得到一致结论，但咖啡因具有交感神经兴奋作用，可升高血压，有升高胆固醇的可能性，不利于钙的吸收。

建议：冠心病患者尽量不饮用咖啡，尤其是伴有高血压、心率快、失眠、容易紧张者更不宜饮用咖啡。

3. 有没有安全饮酒量？

既往研究认为适量饮酒对健康没有明显影响。适量饮酒指男性乙醇摄入量不超过25g/d（38度白酒＜75g、啤酒＜750mL、红酒/米酒/黄酒＜250mL），女性乙醇摄入量不超过15g/d（38度白酒＜50g、啤酒＜450mL、红酒/米酒/黄酒＜150mL）。但目前的研究认为：饮酒没有"安全值"，只要饮酒就会对健康产生不良影响；且过量饮酒可以作为诱因，诱发心绞痛或心肌梗死的发生。

4. 几点吃早餐对健康最有利？

早餐是一天中重要的一餐，健康的早餐可维持大脑和机体的正常功能，保持良好的健康和工作状态。不吃早餐对体重、糖代谢、心血管疾病以及认知功能产生不利的影响。目前研究不仅证实早餐对健康有重要作用，还发现早餐时间越早健康获益越大。与早上 8 点前吃早餐者相比，9 点后吃早餐患 2 型糖尿病的发生风险增加 59%，同时冠心病和脑卒中的发生风险也增加，早餐时间每推迟一小时，心血管疾病（冠心病和脑卒中）发生风险增加 6%。因此，建议养成每天吃早餐的习惯，并且最好在 8 点前吃早餐。

第三节　适量身体活动

一、适量身体活动，你需要了解的知识

1. 多种多样的身体活动

身体活动指由于骨骼肌收缩产生的、增加机体能量消耗的所有活动。根据活动目的可分为家务活动（做家务过程中的身体活动）、交通活动（到达目的地采用的步行、跑、骑车等身体活动）、职业活动（工作过程中的身体活动）、业余锻炼（以锻炼身体为目的身体活动）。

2. 重视规律的业余锻炼

家务活动、交通活动及职业活动均是日常活动，被动进行。除此之外，建议进行以增进身体健康为目的锻炼，比如有氧运动、抗阻运动和柔韧性运动。

有氧运动：也称为耐力运动，是身体大肌群参与的持续性活动，可提升心肺功能。身体在氧气充足供应的情况下，分解三大营养物质，提供身体活动所需的能量。长时间持续的有氧运动可消耗体内脂肪。国家倡导全民健身活动，有目地进行快步走、慢跑、游泳等有氧运动。

抗阻运动：也称为力量型运动，是克服一定阻力的肌肉强化运动，短时需要大量氧气，因不能满足机体对氧气的需求，分解体内葡萄糖和肝糖原，产生乳酸。抗阻运动可增强肌肉力量，强壮骨骼和关节。通常采用克服自身重量的锻炼或采用哑铃、杠铃、弹力带以及力量器械等辅助锻炼方式。居家抗阻运动可采用俯卧撑、平板支撑、下蹲、弓箭步和提脚跟等克服自身重量的锻炼方式。正在减重者应特别注意增加阻抗运动，以避免肌肉量流失。

伸展运动：也称为柔韧运动，是提升人体各个关节活动幅度以及肌肉、肌腱和韧带等软组织伸展能力的运动。伸展运动可增强肌肉的弹性，增加肌腱和韧带的韧性，有效地防止运动损伤，减少抗阻运动产生的肌肉酸痛。瑜伽是很好的伸展运动。

3. 静态行为（久坐）对健康的危害

静态行为也称久坐，是指在清醒状态下，处于坐位或倚靠体位下轻微的身体活动。久坐增加冠心病的发生风险：与每天久坐时间不足 4h 者相比，久坐时间超过 6h，心血管病死亡相关风险增加 12%～13%；久坐时间超过 8h，相关风险则增加到 20%。由此提示，动则有益身体健康。

4. 身体活动建议

世界卫生组织以及我国身体活动指南对成年人身体活动建议：每周进行 150～300min 中等强度或 75～150min 高强度有氧活动，或者等量的中等强度和高强度有氧活动组合；每周至少进行 2 天肌肉力量练习，减少静态行为。

提倡家务活动或职业活动，每天家务活动或职业活动 15～20min 相当于步行 2000 步消耗的能量；另外，倡导每天主动身体活动 6000 步，1 次完成，也可分 2～3 次完成。指南推荐的身体活动适合大多数健康成年人。

5. 了解身体活动强度

身体活动强度分为三个级别：低强度、中等强度和高强度。低强度身体活动指用力很轻或较轻，活动过程中呼吸和谈话不受影响，活动后感觉稍累的活动，包括散步（＜4.7km/h）或者较轻的家务活动。中等强度身体活动指需要用些力，活动过程中呼吸加快，可以说完整的句子，活动后感觉累的活动，包括快步走（4.8～6.5km/h）、休闲游泳、较慢的骑车、做家务（擦窗子、拖地板、手洗大件衣服）、装饰、吸尘、园艺（修剪草坪）、高尔夫、网球（双打）、交际舞、健美操等。高强度身体活动指需要更多用力，活动过程中呼吸困难，说话断续，不适合交谈，活动后感觉很累的活动，包括健步走、慢跑、快速骑车、重的园艺活动（连续挖掘或锄地）、游泳、网球（单打）等，高强度活动适合健康成年人。

6. 走路多快为快步走？

快步走的基本要求：① 每小时 4.8～6.5km，相当于每分钟 80～100m；② 按步数衡量，大部分人步幅约 0.6～0.7m，快步走为每分钟 100 步以上；③ 运动时心率，快步走属中等强度身体活动，心率达到最大值的 60% 以上（最大心率 =220– 年龄）；④ 活动后主观感受，心率比平时明显加快，身体微微出汗，呼吸略微有点喘，可以说完整的句子。

二、警醒：不适量身体活动是如何影响心血管健康的？

1."吃"与"动"失衡的伤害

"吃动平衡"是维持身体能量代谢平衡的关键，人体的能量代谢好比一架天平，每天获得的能量和消耗的能量基本一致才能维持代谢平衡。"吃"是人体获得能量的途径，而基础代谢和身体活动是人体消耗能量的途径。正常情况下基础代谢消耗的能量基本稳定，如果身体活动不足，每天至少有200～300kcal的热量剩余，转化为脂肪储存起来。脂肪堆积可产生胰岛素抵抗，引发肥胖、血压升高、血糖升高及血脂异常等代谢问题，增加冠心病的发生风险。

2. 静态行为的代谢风险

静态行为（久坐）与肥胖、高血压、高血糖和血脂异常等心血管代谢因素异常有关，并促进身体慢性炎症反应，加快动脉粥样硬化的发展，增加心血管疾病发病和死亡率。研究发现：久坐时间每增加1h，这些风险就会增加33%，每天超过8h的久坐时间风险最大；不仅如此，长时间久坐还可能削弱身体活动带来的益处。为避免久坐的危害，建议久坐1h起身活动10～15min。

冠心病患者因害怕身体活动引起心绞痛，往往长时间保持静态行为。冠心病患者不论采取何种治疗手段，久坐都不利于心脏康复，还增加再发心血管事件的发生风险。如果休息状态或轻微身体活动便出现心绞痛，表明身体活动存在高风险，必须立即就医，改善心脏供血，避免意外发生。

3. 高强度身体活动可诱发冠心病患者心绞痛

身体活动强度过大或时间过长，或者爆发用力，可造成心率加快、心肌需氧量急速增加，在这种情况下，冠心病患者若冠状动脉狭窄程度超过50%，则会因冠脉血流量减少，不能为心肌提供充足的血液供应而造成心肌缺血和缺氧，诱发心绞痛。安全是冠心病患者身体活动的首要原则。

三、医生建议

> **医生建议**
>
> 　　1. 冠心病患者应进行力所能及的身体活动，避免长时间静态行为。
>
> 　　2. 身体活动以安全为前提，根据身体活动风险分层适量进行有氧活动和抗阻运动。
>
> 　　3. 可佩戴运动手环或手表进行身体活动安全指标监测。

四、希望：适量身体活动增进心血管健康

1. "动"则有益心脏健康

研究发现，不论是否进行规律的身体活动，只要减少久坐时间就能增进健康。因此，身体活动相关指南提出：和久坐相比，动则有益健康，即使是低强度身体活动，只要达到一定量的积累也可使身体获益；但中等和高强度身体活动健康获益更大，特别是达到指南推荐的活动量时，健康获益最大；抗阻运动也可显著改善心血管健康。建议所有冠心病患者接受规范治疗后，在身体活动风险评估的基础上进行运动康复。3～6个月的运动康复可显著提高冠心病患者心脏摄氧量，减少心肌缺血发生。

2. 身体活动改善血管内皮功能和慢性炎症

身体活动有助于缓解紧张、焦虑和抑郁等情绪反应，减少心理压力，同时促使"紧张激素"氧化分解，降低其对血管内皮损伤；另外，身体活动还有助于降低促炎化学物质及 C 反应蛋白水平，增加机体抗炎和抗氧化能力，促进血管内皮修复，改善血管内皮功能和血管弹性，抑制动脉粥样硬化的发展。

3. 身体活动改善心肌缺血

长期坚持身体活动可提高心肺适应性，降低心肌耗氧量；促进血管新生和侧支循环建立，改善心肌供血；身体活动还可通过降低交感神经兴奋性，减慢心率，减少冠状动脉痉挛，避免心肌缺血，降低猝死风险。

4. 身体活动降低心血管代谢危险因素水平

交替进行有氧和抗阻运动对心血管健康至关重要：可消耗能量，减少体重和内脏脂肪，保持肌肉重量，增加肌肉力量，提高胰岛素敏感性，促进血液中糖的储存和利用，预防或延缓 2 型糖尿病的发生；平稳降压，使收缩压降低 4～5mmHg，舒张压降低 2～3mmHg；降低甘油三酯水平，提高高密度脂蛋白胆固醇水平。身体活动是全面改善心血管代谢最经济有效的手段。

＊＊＊你是否欣喜地看到身体活动的强大健康魅力？只要动起来好处多多，只要避免久坐，"动"则有益健康，你还犹豫什么？

五、冠心病患者院外身体活动，你可以这样做

1. 院外身体活动禁忌对象

病情不稳定患者，包括不稳定型心绞痛、心肌梗死急性期、重度主动脉瓣狭窄、未控制的房性或室性心律失常、未控制的窦性心动过速（心率＞ 120 次 /min）、未控制的心力衰竭（失代偿性心衰）、三度房室传导阻滞未植入起搏器、心包炎或心肌炎；血栓性静脉炎、近期血栓栓塞、血压＞ 200/100mmHg、感染性疾病急性期、主动脉夹层患者暂不进行身体活动。

2. 院外身体活动适用对象

明确诊断的冠心病患者，已进行规范化治疗，包括已进行手术治疗、药物治疗以及危险因素治疗和干预；不存在身体活动禁忌，经身体活动风险评估，适合院外进行身体活动；建议最好经过 3 个月门诊康复，没条件进行规范的门诊康复的冠心病患者，可参照如下身体活动建议，依据危险分层居家进行身体活动。

3. 冠心病患者院外身体活动原则

① 首要原则是安全，身体活动与疾病程度、健康状况及活动能力相适应；② 动则有益，除了绝对禁忌者，均不应采取长时间久坐行为；③ 从短时低强度活动开始，循序渐进，逐步达到身体能够承受的活动强度和活动时间；④ 采取易实施、易坚持、不易受外界条件约束和影响的身体活动形式，以保持身体活动的可持续性。

4. 自我评估指标

自我评估指标包括静息心率、血压、血糖、感受（静息或低强度活动是否有心绞痛）、血氧（有条件者可监测）。静息心率 50～120 次 /min，静息时收缩压 90～150mmHg、舒张压 60～90mmHg、氧饱和度 ＞ 90% 即达到身体活动的标准。为了安全起见，仍建议冠心病患者上述指标达到二级预防的控制目标，即：静息心率控制在 55～60 次 /min，血压 ＜ 140/90mmHg，日常活动无心绞痛。如果上述指标未达标，应进一步强化治疗，以降低身体活动风险。可借助可穿戴设备（运动手表或手环）进行上述指标监测。

5. 身体活动风险专业评估

心脏健康状态评估内容包括病史特征以及重要的测量指标。评估时间为急性心肌梗死发病后 7 天、冠脉支架置入后 24h、冠状动脉旁路移植术 7 天后。由医生或疾病管理师与患者共同进行评估。

（1）病史特征：① 心肌梗死或心脏手术等合并心源性休克；② 猝死或心搏骤停幸存者；③ 劳累后出现心绞痛；④ 心理障碍（抑郁、焦虑）；⑤ 心律失常经治疗好转，但未达临床控制；⑥ 中度瓣膜疾病；⑦ 三度房室传导阻滞置入起搏器等。

（2）测量指标：① 心功能判断，射血分数（EF）＞50%、40%～49%、＜40%；② 活动过程或活动后心绞痛；③ 活动过程血压、心率异常（活动过程血压和心率不升高，或者降低）；④ 肌钙蛋白（心肌损害指标）异常。

6.低危冠心病患者身体活动的建议

不存在上述病史特征任何一条，测量指标中射血分数（EF）＞50%，其他指标均不存在异常，可以判断为身体活动风险为低危。

身体活动建议：可以正常进行日常活动；除此以外进行规律的有氧身体活动，走路为主，低强度和中等强度交替进行，每周3次以上，最好每天进行；抗阻活动，每周2～3次。

具体操作：除日常活动外，建议散步＋快步走＋散步方式分次或重复进行。

出院后第1个月：每天身体活动1～2次，每次20～30min。身体活动过程包括：准备活动5min，先散步5min，然后快步走5～10min，然后散步5～10min。

出院后第2个月：每天身体活动1～2次，每次30～40min。身体活动过程包括：准备活动5min，散步5min，快步走10min，散步5min，快步走10min，散步5～10min。以后保持即可。

抗阻活动：出院1个月后可尝试开始（急性心肌梗死或冠状动脉旁路移植术后患者2个月后开始）。上肢和肩背部肌肉锻炼建议采用对墙俯卧撑（20次），腰背部有一定力量者可进一步进行平板支撑（1min左右）。下肢肌肉锻炼建议进行向后箭步蹲（20次）或者扶墙蹲起（20次），最后提脚跟（50次）。大约10min，每周2～3次。

安全监测：活动过程和恢复期无心绞痛（如果出现心绞痛，则降低活动强度和时间）；安全心率，即静息心率 +20 次或 30 次，或者（220– 年龄）×60%（比如 40 岁，安全心率为 108 次 /min）；血压＜ 180/110mmHg。

再评估：患者出院后 3 个月、6 个月及 12 个月，依据自我健康状态、身体活动感受、化验检查指标，再次进行身体活动风险评估。若仍判定为低危，可保持上述身体活动，也可依据身体活动指南对普通人的推荐，进行中等强度有氧身体活动和抗阻活动；若危险程度升级，则参照本指导建议进行相应风险级别的身体活动。

7. 中危冠心病患者身体活动的建议

不存在上述病史特征任何一条，测量指标中射血分数（EF）40%～49%，或者中强度活动（如快步走）过程或恢复过程出现心绞痛，其他指标均无异常，可以判断为身体活动风险为中危。

身体活动建议：除日常活动外，进行规律的有氧身体活动，低强度身体活动为主，结合较短时间的中等强度身体活动，散步和短时快步走交替进行，每周 3 次以上，最好每天进行；阻抗活动，每周 2～3 次。

具体操作：除日常活动外，建议散步 + 短时快步走 + 散步分次或重复进行。

出院后第 1 个月：每天 1～2 次，每次不少于 15～20min，尝试短时快步走。身体活动过程包括：准备活动 5min，先散步 5min，然后快步走 5min，散步 5～10min。

出院后第 2 个月：每天 1～2 次，每次 20～30min，尝试短时快步走。身体活动过程包括：准备活动 5min，先散步 5min，然后快步走 5min，散步 5min，然后快步走 5min，散步 5～10min。以后保持即可。

阻抗活动：出院 1 个月后可尝试开始（急性心肌梗死或冠状动脉旁路移植术后患者 2 个月后开始）。上肢和肩背部肌肉锻炼建议采用对墙俯卧撑，下肢肌肉锻炼建议采用扶墙蹲起和提脚跟活动。每个动作感到肌肉疲累但无心绞痛即可停止，每周 2～3 次。

安全监测：活动过程无心绞痛（如果出现心绞痛，则降低活动强度和时间）；安全心率，即静息心率 +20 次或 30 次；血压＜ 180/110mmHg。

再评估：患者出院后 3 个月、6 个月及 12 个月，依据自我健康状态、身体活动感受、化验检查指标，重复进行身体活动风险评估。若仍判定为中危，可保持上述身体活动；若危险程度改变，则参照本指导建议进行相应级别身体活动。

8. 高危冠心病患者身体活动的建议

具有上述病史特征任何一条，或者如下监测指标中任何一条，即射血分数 EF ＜ 40%，或者低强度活动过程或恢复过程出现心绞痛，或者活动过程血压、心率异常（活动过程血压和心率不升高，或者降低），或者肌钙蛋白（心肌损害指标）异常，可以判断为身体活动风险为高危。

身体活动建议：有条件者出院 1～3 个月内在心内科门诊或康复机构监护下进行身体活动。如果没有上述条件，建议居家进行低强度身体活动，以站立＋散步为主，每周 3 次以上，最好每天进行。阻抗活动：选择性进行。

具体操作：出院第 1 个月，以站立＋散步为主，每天 4～5 次，每次活动时间 6～10min；出院 3 个月后逐渐达到每天 2～3 次，每次 15～30min。

阻抗活动：出院 2 个月后可尝试开始。上肢和肩背部肌肉锻炼建议采用对墙俯卧撑，下肢肌肉锻炼建议进行从座椅上反复起坐和垫脚运动，数量不限。每周 2～3 次。

安全监测：活动过程无心绞痛、复杂心律失常为界限，心率增加＜ 20 次。如果身体不允许进行上述强度身体活动，应尽可能地进行各种力所能及的身体活动。

再评估：患者出院后 3 个月、6 个月及 12 个月，依据自我健康状态、身体活动感受、化验检查指标，重复进行身体活动风险评估。若仍判定为高危，可保持上述身体活动；若危险程度降低，则参照本指导建议进行相应级别身体活动。

　　*** 生命在于运动，前辈的教诲不绝于耳；动则有益健康，医生的鼓励涤荡心胸；一定想尝试运动的健康体验吧？小心脏受过伤害的大家，牢牢记住安全运动，依据上面的指导，"动"出最健康的未来！

六、你关注的其他问题

1. 什么时间身体活动最合适？

心血管事件以及心源性猝死好发于清晨（7～9 点），这种情况与觉醒后交感神经兴奋性增加、心率加快、血压升高有关。冠心病患者不建议清晨过早进行身体活动，可在午后，最好在餐后 1h 后开始身体活动，以免诱发心绞痛。习惯早上或上午进行身体活动者，活动前最好测量血压和心率。

2. 身体活动是不是越多越好？

冠心病患者身体活动强度和时间要根据自身的健康状况适量进行，超过身体能承受的强度和时间都可能产生不良的后果。对一般人群来说，身体活动指南建议每周进行 150～300min 中等强度或 75～150min 高强度有氧活动，并提出每周中等强度身体活动超过 300min 对心血管疾病具有更大的益处。身体活动时间是否越长越好？目前还没有明确的上限。但研究显示，每周中等强度身体活动超过 300～600min 益处并不能进一步增加。还有研究表明，低强度体育活动每天 375min、中高强度身体活动每天 24min 便达到最大的获益，超过此界限不能进一步获益。

从走路步数来说，有研究表明，步数越多健康益处越大。但也有研究显示，每日走路 6000 步左右心血管疾病发生风险降低，但超过 9000 步或者 10000 步后，发生风险并没有进一步降低。

因此，冠心病患者身体活动不需要贪多，不同风险冠心病患者达到相应的身体活动推荐量即可。

3. 什么情况下必须停止身体活动?

冠心病患者身体活动过程出现以下情况，如胸痛、头晕、感到极度疲劳、呼吸困难、恶心呕吐、心跳明显加速或脉搏不均匀，或者智能可穿戴设备显示运动时心率＞ 130 次 /min 或者较静息心率增加＞ 30 次 /min、血压＞ 180/110mmHg，提示活动强度过大，应立即终止活动，坐下休息。大多数患者休息后症状缓解，10～30min 恢复正常。若不能缓解可拨打 "120" 急救电话或及时就医。后续身体活动需要调整活动量和活动时间。

第四节　健康睡眠

一、健康睡眠，你需要了解的知识

1. 睡眠受人体生物钟支配

所谓日出而作日落而息，是自身生物钟调节形成的昼夜节律的表现。正常情况下晚上 9～10 点，机体开始分泌褪黑素（催眠作用），产生朦胧的睡意。一个完整的睡眠周期包括 5 个或者 4 个阶段，即入睡期（昏昏欲睡）、浅睡眠期（听到声音很容易醒）、熟睡和深睡眠期（不容易被吵醒，决定睡眠质量，这个时期机体得到良好的修复）、快速动眼期（容易惊醒），90～120min。一个良好的睡眠包括 4～5 个周期，7～8h。

2. 睡眠是最好的休息

清醒时我们大部分时间都在工作/学习、活动和应对不同状况，需要保持充沛的精力、适度的反应和采取积极的行动，此时交感神经处于高度兴奋状态，容易产生精神疲惫、肌肉紧张、身体困乏。而睡眠时副交感神经兴奋性增高，代谢水平降低、肌肉放松、心率和呼吸频率低。因此，良好的睡眠是缓解疲劳、恢复精力、缓解心理压力最简单的方法。除此以外，规律和高质量的睡眠还关系到人体 24h 的血压、血糖、激素水平、代谢能力、排毒能力、细胞（DNA）修复等健康状态。

3. 失眠的判断标准

是否存在失眠可从 3 个方面判断：① 入睡困难，入睡时间超过 30min；② 睡眠质量下降，睡眠维持障碍，整夜觉醒次数 ≥ 2 次，早醒；③ 总睡眠时间不足，通常少于 6.5h。存在任何一方面问题都称为失眠。根据失眠状态持续时间可分为短期失眠（病程＜ 3 个月）和慢性失眠（病程≥ 3 个月）。

4. 关注阻塞性睡眠呼吸暂停（OSA）

阻塞性睡眠呼吸暂停对心血管健康具有严重危害，并且在人群中越来越常见。在 30～49 岁男性和女性中阻塞性睡眠呼吸暂停发病率分别为 10% 和 3%，50～70 岁分别增至 17% 和 9%。而肥胖、高血压、心衰、冠心病、房颤、脑卒中患者可达到 40%～80%。几乎所有的阻塞性睡眠呼吸暂停患者都伴有打鼾，且鼾声不均匀，睡眠时常辗转不宁、夜尿增多，晨起后口干、头痛，白天有嗜睡、乏力、易怒、注意力不集中。

阻塞性睡眠呼吸暂停与肥胖、鼻部和咽腔疾病、颌面部畸形、先天性口鼻腔狭窄、功能性原因（如舌根后坠）、酗酒以及遗传因素有关。

二、警醒：不健康睡眠是如何损害心血管健康的?

1. 熬夜伤心

经常性 23 点后，甚至凌晨后入睡，导致人体生物节律紊乱，迫使交感神经持续处于兴奋状态，从而造成疲劳应激。过劳是青年人急性心肌梗死和心源性猝死的主要原因。熬夜还与机体的代谢紊乱及慢性炎症反应有关，经常熬夜也可引起肥胖、血压升高、血糖升高和血脂异常等心血管代谢问题，并促发机体的炎症反应，从而增加冠心病的发生风险。研究显示，与晚上 10 点至 10 点 59 分入睡者相比，晚上 12 点或更晚入睡者心血管病的发病风险增加 25%。

2. 睡眠时长不合理易引发冠心病

睡眠时长不合理增加心血管疾病的发生风险，多数研究认为每天 6~8h 或者每天 7h 夜间睡眠时长心血管疾病的发生风险最低。虽然没有一个精确的最合适的睡眠时长界值，但是可以肯定的是，每晚睡眠时长不足 6h 或超过 9h 增加心血管病发病和死亡风险。另外，白天小睡时长超过 30min，也增加心血管病的发生风险。睡眠时常不合理引发冠心病的机制还不清楚，有研究显示，睡眠不足可能导致血管内皮功能障碍，激发炎症反应，促进动脉粥样硬化斑块的形成和发展，从而增加心血管疾病的发生风险。

3. 失眠增加心血管疾病的发生风险

失眠是我国中青年人群重要的睡眠问题，失眠率分别达到 84.3%和 82.3%。失眠增加高血压和心血管疾病的发生风险，除了上面提到的睡眠时长不足可增加冠心病的发生风险外，入睡困难或睡眠维持困难也与急性心肌梗死发生相关。比如，女性早醒增加急性心肌梗死的发生风险，心血管病死亡风险增加 1 倍。经常半夜醒来的男性心血管疾病的发生风险增加 13.4%。

4. 阻塞性睡眠呼吸暂停引发的缺氧增加冠心病发生风险

阻塞性睡眠呼吸暂停由于上气道阻塞，气流减少或完全停止引起低氧血症。低氧使冠状动脉内皮受损，便于低密度脂蛋白胆固醇在血管内膜下沉积，促进动脉粥样硬化斑块形成；低氧可造成红细胞数目增加，导致血液黏稠，血流缓慢，促使血小板在受损的动脉血管内膜聚集形成血栓；低氧还可以直接引起心肌缺血，导致睡眠期间无症状性心肌梗死或猝死。另外，研究还表明睡眠呼吸暂停患者中难治性高血压、糖尿病、主动脉夹层的发生率远远高于普通人群，是心血管疾病的重要危险因素。

三、医生建议

> ### 医生建议
>
> 1. 规律作息：晚上 10～11 点入睡，睡眠时长 7h 左右；若白天小睡，时长 30min 左右。
> 2. 改善熬夜、失眠、早醒等睡眠问题，提高睡眠质量。
> 3. 打鼾者及早进行阻塞性睡眠呼吸暂停筛查，确诊患者及早治疗，改善缺氧状态。

四、希望：健康睡眠有益心血管健康

1. 健康睡眠恢复身体生机

良好的睡眠，不仅有助于缓解疲劳、恢复精力，更重要的是身体借此时机进行休整和自我修复。人们每天都会接受各种各样的信息，身体会作出应激性改变；另外，身体还会不断遭受环境污染和感染的侵袭，不同器官、组织或细胞不同程度出现功能异常或损伤，激发炎症反应。睡眠和休息是排毒、细胞（DNA）修复、生长、功能恢复的高光时刻。研究发现，凌晨 2 点左右睡眠最深沉，生长激素分泌量增加，促进新细胞生长和组织修复，使机体恢复生机和活力。

2. 健康睡眠心血管疾病的发生风险最低

简单衡量健康睡眠的指标包括夜间入睡时间、睡眠时长、白天小睡时间。研究表明，晚上 10～11 点入睡，心血管疾病的发生风险最低，10 点前或 11 点后入睡均增加心血管疾病的发生风险。晚上睡眠时长 7h 左右心血管疾病的发生风险最低，低于 6h 或者超过 9h 心血管疾病的发生风险均增加。白天小睡时间不超过 30min 心血管疾病的发生风险以及低认知功能障碍的发生风险最低。

*** 曾经为学习、为事业、为娱乐、为了形形色色的理由，你熬了一次又一次。一个声音呼唤着：别熬了，你已经疲惫不堪，你的免疫力已低下，你已出现慢性炎症，你的血管已不再健康。那时你是不信的，现在全信了。你开始追求健康睡眠了！晚了吗？当然没有！

五、健康睡眠，你可以这样做

1. 良好的睡眠是这样的

良好睡眠标准：规律的作息；晚上 10～11 点开始就寝，快速入睡（30min 内）；晚上睡眠时长 7h 左右，不低于 6h，醒后感觉舒适，神清气爽，白天不嗜睡；白天小睡尽量在 30min 左右，最长不超过 60min，如果醒后头脑不清、精力不济，可逐渐取消白天小睡。

2. 改变熬夜习惯

单纯熬夜，入睡和睡眠时间没有问题，只需要调整入睡时间，处理睡前的事务，形成并保持良好的睡眠习惯。

晚上 10～11 点入睡，最好晚上 8 点后不再进食，睡前 1h，停止所有工作、娱乐、游戏等电子产品活动；做好睡前准备：热水泡脚，可以听听音乐（建议纯音乐，较缓慢），欣赏这种轻松和惬意，伴随着褪黑素分泌增多，睡意朦胧。心中默念：睡觉啦，真舒服，好舒服呀……

3. 失眠者睡眠改善

晚上 10～11 点准备入睡，超过半小时不能睡着，试试下面的方法是否有用，实在没有改善，可以寻找医生帮助。

（1）正确认识入睡困难和失眠：不要认为这是多么了不得的事，周围这样的人很多。即使睡眠很好的人也有过入睡困难和失眠问题，这是谁都会遇到的事，并不是自己倒霉。对自己说：的确睡眠出了点小麻烦，但不是不能解决呀，只是还没试过，或者没找到最适合自己的方法。

（2）遵从生物节律：身体到一定时间会分泌褪黑素催促你睡眠，只是以前有意或无意和生物钟产生了对抗，忽略了睡眠暗示。遵从生物钟便好，一定要相信自己能和生物节律配合好。

（3）避免影响睡眠的行为：比如，久坐或者很少活动，经常睡前吃东西，晚上喝茶或咖啡，睡前还在做费神费脑的工作，睡前长时间看电子产品，近期有解决不了的忧心事，以上种种都会刺激交感神经处于兴奋状态，对抗身体发出的睡眠信息。改善睡眠就要摈除上述行为的影响。一定告诫自己：没有哪些事情重要到一定要牺牲自己的健康去处理，偶尔可以，长期如此不可以。

（4）适宜的睡眠环境：卧室的颜色是不是喜欢，床和被褥是不是舒服，环境是不是足够黑（最好不要有明显的亮光，黑暗的环境促进身体分泌褪黑素），卧室的温度是否合适，这些是保证睡眠的基本条件。

（5）保持适度运动：主动进行锻炼，每天 30min 或每周 150min

中等强度运动对提高心肺适应性、缓解心理压力有良好作用，但不建议睡眠前 1h 内进行运动。

（6）睡前准备：睡前 1h 停止所有工作、娱乐、游戏等电子产品活动。开始睡眠准备：热水泡脚；可以听听音乐（建议纯音乐，较缓慢），心中欣赏这种轻松和惬意，睡意朦胧的轻叹，睡觉啦，真舒服……

（7）如果上述方法没有明显作用，睡前 1.5h 停止所有工作、娱乐、游戏等电子产品活动，在室内做一下肌肉放松操（从小肌肉群开始，先收缩肌肉，再放松，注意体会放松的感觉）。做好睡前准备：热水泡脚，全身上下保持松弛；播放瑜伽冥想放松指导曲，体会放松的感觉并放大到全身，通过想象和暗示让自己心理放松，在放松指导曲中入睡。

（8）助眠食物：富含色氨酸、钙和 B 族维生素的食物有助于深睡眠，如小米、奶制品、豆类、蛋类、全麦食物和绿叶蔬菜。

（9）助眠药膳：可以咨询中医，食用助眠药膳。

（10）助眠药物：在医生建议下服用助眠药物，但仍要继续尝试上述（6）或（7）提到的方法。

4. 睡眠呼吸暂停者睡眠改善

睡眠过程打鼾的比例很高，单纯的鼾症而没有呼吸暂停和缺氧一般不需要接受特别的干预，推荐健康生活方式。打鼾并出现呼吸暂停，可造成不同程度的缺氧。如果呼吸暂停达到中度和重度（呼吸暂停低通气指数 ≥ 15 次 /h）则需要治疗。另外，如果睡眠呼吸暂停导致严重的低氧血症，或者睡眠呼吸暂停合并高血压、心脑血管疾病、糖尿病、严重嗜睡症状也需要治疗。

（1）减体重是睡眠呼吸暂停的基础治疗措施，减肥能显著减轻睡眠呼吸暂停的严重程度。

（2）其他的干预方法包括体位治疗（侧身睡）、口腔矫治器、正颌手术、耳鼻喉手术等。

（3）呼吸机是中、重度睡眠呼吸暂停的一线治疗方法，原理为持续给予气道正压通气，开放并维持睡眠时上气道的通畅。常用的呼吸机模式包括自动或者固定压力的持续正压通气、双水平正压通气、自伺服通气、容量保证压力支持通气等。根据患者的病情及合并症选择最适合的呼吸机模式，并采取手工或者自动压力滴定获取维持气道通畅的最佳压力水平。

（4）新治疗手段：舌下神经刺激是国外最新的一种治疗方法，通过在舌下神经安置电极，刺激舌下神经导致舌体收缩，维持气道开放状态。目前国内尚未引进该设备。

*** 睡个好觉无疑是幸福的，更惊奇的是在无声无息中为生命注入活力，是无声的健康卫士！也许你的睡眠还有些问题，这又何妨？我们有生物钟呀，有小妙招呀！健康睡眠，你必须拥有！

六、你关注的其他问题

1. 补眠能否挽回熬夜造成的健康损失？

熬夜最显而易见的健康损失是疲劳应激，感觉疲乏、困顿和精神不济。熬夜还引起心血管代谢异常，如肥胖、血压升高、血糖升高和血脂异常；引起血管内皮功能障碍，激发炎症反应，促进动脉粥样硬化的形成和发展；降低免疫力、排毒和细胞（DNA）修复能力。熬夜后白天适当补眠可起到消除疲乏、恢复精力的目的。但是因熬夜造成的代谢问题、内皮损伤、炎症反应是不可逆的，并不会因为补眠而得到改善，排毒功能和细胞修复也受到影响。因此，同等时间的补眠并不能带来和夜间睡眠同样的好处。

2. 白天没有小睡如何休息和放松?

白天小睡习惯有利于维持大脑总容量，维护良好的脑健康，减少痴呆的发生。但每天 30min 以上的小睡时长增加心血管疾病的发生风险，若醒后头脑不清，精力不济，可逐渐取消白天小睡。没有白天小睡如何使身体得到放松和休息呢? 首先休息和放松的方法有很多种，即使我们一天中不间断进行工作和学习，也可以通过变化大脑不同区域兴奋性的方法让大脑得到休息，可以每隔 1h 变化一下工作任务，就如学校每节课安排不同的内容；其次，还可以脑力劳动和身体活动交替进行，每工作和学习 1h，进行 10～15min 的身体活动；另外，困乏时可以发呆 5min 或者冥想 10min，充分享受精神放松的感觉；还可以倾听音乐，通过音乐获得放松。

第五节　缓解心理压力

一、缓解心理压力，你需要了解的知识

1. 心理压力引起身心疾病

心理压力是应对压力源（比如负性生活事件、威胁、挑战、经验改变等）产生的特异或非特异的"战斗 - 逃逸"反应。即时的反应为应激状态，若持续存在不能及时缓解，则转变为慢性心理压力。慢性心理压力可产生心理问题，比如焦虑症、抑郁症、强迫症等，或者表现为躯体疾病，比如高血压、糖尿病、血脂异常、冠心病、消化系统疾病、免疫系统疾病、肿瘤等。研究表明，心理压力不仅增加冠心病发病风险，还增加冠心病患者死亡风险。

2. 心理压力产生的原因

所谓无风不起浪，压力的产生也是有原因的，压力的原因称为压力源。压力源可分为外部原因和内部原因。

外部原因包括：物理环境（如噪声、热、空间限制、强光等），社会因素（如规则、制度、规定等），主要生活事件（如亲人亡故、婚姻失败、失业、经常争论等）。

内部原因包括：生活方式（如咖啡因摄入、睡眠问题、超负荷的时间安排等），消极的思想（如悲观的想法、自责等），极端的思想（如不切实际的期望、独立行事、全或无的想法、夸大、固执等），个性特征（如 A 型行为、完美主义、工作狂等）。

3.最适压力状态

每个人都能够承受一定的心理压力，在一定范围内随着压力水平的升高，机体适应性越来越好，达到一定的压力水平，机体出现最适应状态。超过此水平，心理压力进一步增加，机体则出现明显的不适应，表现为疲乏、筋疲力尽、疾病，甚至出现精神崩溃。每个人都有自己最适合的压力水平，但压力水平高低各不相同。

4.心理压力反应具有个体差异

每个人都经历过挫折、失败和逆境，但面对这些不利的境遇的感受、反应，采取的行为、受到的影响和恢复能力却各不相同。有些人弹性十足，勇于面对，积极解决问题，扭转乾坤；有些人怨天尤人，消极逃避，一蹶不振；而大多数人则介于两者之间。面对逆境的个体差异可以通过"逆商"进行测评。

5.心理压力具有习惯性

压力具有习惯性，常表现在以下几个方面：一是压力反应具有习惯性，认为经历心理压力时紧张、焦虑、疲劳等反应都是正常现象，并习惯于逆来顺受；二是应对心理压力的措施具有习惯性，比如有人选择逃避，有人善于应对和解决问题，以后一旦出现类似的压力情况，就会本能地采取经常性的行为。另外，压力的习惯性还表现在对产生应激反应的场景具有记忆，人体的海马区对以往的不良刺激具有记忆，一旦出现类似的情况，马上呈现以往的画面，作出以前的反应。

6. 情绪是心理压力最早的表现

面对压力源时机体会产生一系列反应，包括生理反应、情绪反应、精神反应和身体反应。情感是最早的压力体验，表现为各种情绪反应，如恐惧、愤怒、担忧、焦虑等负性情绪。因此，一旦情绪爆发，便已遭受心理压力的困扰，而长时间受到情绪控制，压力就得到延续。

7. 如何判断自己的心理压力

压力是可以自我感知的，机体面对压力源时，有时会感受到威胁、经验改变、承受不了、失去控制、挫败感，继而出现恐惧、担忧、焦虑、生气、抑郁等情绪反应。这时，就会明确地感觉到正经历很大的心理压力。一旦有这样的感知，要通过自我调整减少不良情绪的影响，缓解心理压力，避免对身心产生不良影响。

另外，压力还可以通过量表测量，常用的量表包括社会再适应量表等。

二、警醒：心理压力是如何影响心血管健康的？

1. 应激反应诱发冠心病

研究显示，慢性应激（心理压力）和急性应激反应均是冠心病的危险因素。慢性应激反应使身体长时间处于兴奋状态，增加心脏负荷，增加冠心病的发病和死亡风险。而重大负性生活事件和愤怒、惊恐等情绪可直接诱发心肌梗死的发生。这种急性应激反应激活交感神经系统，从而导致心率突然加快、血压上升、冠状动脉及微血管收缩痉挛，减少心肌供血和供氧。急性应激反应还可导致冠状动脉斑块破裂和血栓形成，增加心肌梗死的发生风险。冠心病患者中约三成是由于过度应激反应导致心肌缺血，女性比男性更常见。

2. 心理压力导致血管内膜损伤和慢性炎症

不良情绪和心理压力可使身体产生"紧张激素"，"紧张激素"可以损害血管内皮。内皮损伤是动脉粥样硬化的重要条件，促使低密度脂蛋白胆固醇通过破损的内膜进入血管壁。另外，持续的压力源的刺激让身体长期处于"战斗 - 逃逸"状态，机体免疫反应增强，导致慢性炎症，促进巨噬细胞的黏附和集聚及低密度脂蛋白胆固醇氧化。这两方面作用激发并加速了动脉粥样硬化的形成过程。慢性炎症可持续存在，直至压力源得到解决。

3. 心理压力升高冠心病危险因素的水平

急性应激时机体会处于"战斗 - 逃逸"状态，产生一系列生理反应，包括应激性心率加快、血压升高、血糖升高和胆固醇升高。心理压力得不到缓解，机体长期处于慢性应激状态，不仅增加交感神经系统活性，还伴随内分泌和代谢失衡，引起高血压、糖尿病和血脂异常。另外有些人为了缓解心理压力，采取吸烟、饮酒、暴饮暴食等行为，引起机体代谢异常，增加高血压、糖尿病和血脂异常的发生风险。这些心血管代谢危险因素增加冠心病的发生和死亡风险。

三、医生建议

医生建议

1. 心理压力虽然不能完全消除，但可以调整到对健康影响最小的程度。

2. 所有冠心病患者都应学习控制情绪和调整心理压力的技能。

3. 管理压力源和积极处事态度是心理压力调节的上上策。

四、希望：缓解心理压力维护身心健康

1. 缓解心理压力，拥有快乐习惯

学习控制情绪和缓解心理压力的技能，让自己处于最适合的压力状态，并且建立快乐习惯。以后当你身处逆境，你的想法是：所有与健康相抵触的事都不再是重要的事；遇到让你生气的人，你宁可离开也不会让自己生气；遇到"不好"的事，你总会首先考虑自己得到的，忽略自己失去的。如此，没有什么事情可以打倒你；即使你感受到压力的影响，放松技术也会让你远离精神和躯体的痛苦。

2. 缓解心理压力，改善血管内皮功能和慢性炎症

避免情绪爆发、快速掌控情绪、放松技术等缓解心理压力的措施可减少"紧张激素"的产生。较高强度的身体活动不仅可缓解心理压力，还可消耗"紧张激素"，避免或减少其对血管内膜的持续损害。缓解心理压力还可以改善身体的慢性炎症，从而抑制动脉粥样硬化的发生和发展。

3. 缓解心理压力，避免诱发心绞痛

通过情绪控制、放松技术可缓解心理压力，降低交感神经的兴奋性，避免心率过快增加心肌需氧量；还可减少冠状动脉和微血管痉挛引起的血流受阻，避免动脉粥样硬化斑块破裂形成血栓，堵塞血管，使心肌缺血产生心绞痛。规律的身体活动和良好的睡眠是缓解心理压力强有效的方法，不仅可降低交感神经活性，还有助于建立侧支循环，改善心肌供血，从而减少心绞痛的发作。

***以前从来没觉得对别人发脾气受伤害的是自己吧？关键是明明自己的血管受了伤害还得自己买单，多伤"心"呀！现在明白了吧！

五、缓解心理压力，你可以这样做

通过自我调整避免心理不平衡的产生，消除和减少其对身心健康的影响，可以从以下几个方面做起：压力源分析，消除、拒绝或接受压力源；善于从"获得"的角度看待问题；积极调节情绪反应，及早恢复控制；自我放松练习以及建立强大身体防御体系。

1. 处理压力源

压力源是产生情绪变化和心理压力的必要条件，如果没有压力源，生活中就不会存在压力。减少压力可以针对压力源采取一些措施，比如，消除压力源、拒绝压力源或者换一种心情与压力源共处。

首先要清楚地列出压力源清单，依据是否能解决或可避免为标准进行分类。有些压力源是可以消除的，采取措施解决面临的问题和困境可消除压力源，因此解决问题是消除压力源最好的手段；有些压力源是可以避免的，从造成你紧张或压力产生的环境离开或改变行动方式，比如拒绝额外的工作（学会说"不"），将部分工作交给别人（转移压力源）；有些压力源是无法避免的，也难以消除，必须承受，那就试图接受它，换一种心情和它共处。

2. 积极的态度看待问题

压力源是不可能全部消除或避免的，它的存在会导致情绪反应，而情绪反应和压力的程度却与看待问题的方式有密切联系。从"失去"的角度看待所处的境遇或面对的问题，总是先看到不利的方面，忽略有利的方面，因此得出这是"坏"事情，特别容易产生心理不平衡。这时用"塞翁失马""辩证思考"和"转念一想"这几个词敦促自己换一种看待问题的方式，从"获得"的角度看待所处的境遇或面对的问题，内心会充满积极的想法，得出状况没那么"糟糕"；并因此而正视问题，并设法解决问题，减少心理压力的影响。

习惯从"获得"的角度看待问题：会形成快乐的习惯，不论遇到任何事情，会看到不利的境遇让你得到了什么；会勇于面对，让不利境遇成就更好的自己；会善于看到周围的阳光和温暖，即使经历风雨，也相信阳光总在风雨后；会对人心存善良，最大程度地包容和原谅。

3. 掌控情绪

负性情绪持续，压力就会得到延续。自我情绪控制是缓解心理压力的方法之一。掌控情绪包括两个方面。

（1）避免情绪爆发

负性情绪爆发时，令人沉溺于痛苦中不能自拔，逃避问题，放弃努力，行为失控。避免负性情绪爆发，可以尝试下面的方法：比如，警告和提醒、远离和转移注意力、意识控制、移情法、改变刺激源等。

（2）情绪调节和控制

分为以下几步。① 情绪肯定：承认自己正在经受消极情绪的控制，顺势而为，才会免受情绪的影响。比如悲伤情绪，承认自己很悲伤，因悲伤而痛苦。我们与生俱来就具有处理悲伤情绪的方法，那就是"哭"，当哭则哭，让痛苦止于哭泣。② 情绪释放：为情感找到一个出口，通常的方法包括倾诉、寻找出气筒、挥洒汗水的锻炼。③ 情绪疏导：去喜欢的地方，比如海边、草原等；倾听音乐，负性情绪随风、随水、随音乐而去。④ 消除紧张情绪和降低紧张反应：通过深呼吸方法调节交感神经和副交感神经的平衡，减慢心率，让自己平静。

4. 学习放松

慢性的心理压力会使机体长期处于"战斗 - 逃逸"反应的紧张状态。放松练习可以缓解机体的紧张状态，放松方法包括呼吸放松、肌肉 / 骨骼 / 关节放松以及神经精神放松。每天做放松练习一到两次，每次 20min，让自己保持放松状态。

（1）放松的准备

① 找到一个合适的地方，安静、没人打扰；

② 坐在椅子上，后边有舒服的靠背，双脚放到地板上，手放在膝

盖上，平均分配身体的重量（也可躺着）；

③ 保持身体松弛；

④ 慢慢深呼吸；

⑤ 运用先紧张后松懈的原理，肌肉紧张后松懈，体会放松的感觉，并将放松的感觉扩大到其他部位；

⑥ 精神放松和肌肉放松带动全身放松。

（2）呼吸放松

采用腹式呼吸，使腹部随呼吸起伏（胸式呼吸很难得到放松）；深长呼吸，改变呼吸频率（每分钟呼吸 10 次，而不是 14～16 次）；深吸气后，屏住气，然后慢慢呼气；体会放松的感觉。

可以这样做：用鼻子吸气，默默数到 4；屏住呼吸，默默数到 2，然后用嘴呼气，默默数到 4。

（3）精神放松

最自然的精神放松就是发呆，每天发呆 5min，可起到很好的精神放松效果。也可通过冥想达到精神放松的目的，按以下步骤进行：

① 首先保持一个很舒服的姿势（坐着或者躺着）；

② 缓慢自然的呼吸；

③ 想象一个愉快的场景，比如一个湖、蓝天和流动的白云、一个美丽的公园、草原，取代所想的其他任何东西；

④ 想象的场景逐渐退去，脑中什么东西都没有，只有灰色或黑色的背景，忽视一切可见的情景；

⑤ 静静地过几分钟，欣赏这种想象和转变。

（4）肌肉渐进放松

努力收缩一组肌肉，然后放松，将放松的感觉通过想象扩大到全身，闭上眼睛慢慢地呼吸，你会感觉整个身体非常放松。

① 手和前臂肌肉放松

握紧右拳 5～7s，注意手和前臂的紧张程度，然后松开手 20～30s，体会紧张后放松的感觉，然后重复；

深吸气后慢慢呼气，你会觉得紧张已经离开你的身体；

左拳重复以上的步骤；

弯曲右肘，收缩肱二头肌，注意紧张的感觉，伸直胳膊体会松懈的感觉；

右臂重复以上操作。

② 颈部、肩、嘴巴、额头肌肉放松

挑起眉毛，皱起前额 10s，然后舒展额头，体会放松的感觉；

紧紧闭上眼睛 10～15s，然后保持眼睛轻轻地闭着，体会紧张和放松的感觉；

闭上嘴巴，对紧牙齿，然后放松，保持嘴唇轻轻分开；

头向后倾，感到颈部拉紧，然后先后向左侧和右侧转头，伸直颈部后头向前倾，下巴抵住前胸，然后保持在一个合适的位置，体会紧张与放松的感觉；

耸肩，感觉颈、肩和背部紧张，放下肩膀感受放松，然后分别向上、向前、向后耸肩，放下肩膀感受放松。

③ 臀部、腿、脚部肌肉放松

分别向后弯曲左侧及右侧膝盖，使脚后跟贴近大腿，感觉臀部和大腿紧张，然后放松，重复以上操作；

脚向脸部弯曲，感觉胫部紧张，然后放松，重复以上操作；

脚趾头向下绷紧，然后放松，脚趾头向上绷紧然后放松，重复以上操作。

（5）瑜伽冥想放松

瑜伽冥想放松术将呼吸放松、肌肉放松、精神放松结合在一起，可以使身心都得到极致放松。推荐晚上进行，在进行放松之前最好先做一下肢体的拉伸活动，然后在音乐和引导语中进行放松。

5. 加强身体防御

提高机体对抗情绪变化和心理压力产生的不利影响的能力，有助于保持身体健康，避免身心疾病。

（1）减少咖啡因的摄入：咖啡因是药物，刺激身体产生压力反应。

停用咖啡因 3 周以上，就会明显感到轻松，情绪稳定，睡眠好转，精力充沛。

（2）规律身体活动：压力反应会产生大量高能量物质，这些物质使机体一直处于"战斗 - 逃逸"反应状态。身体活动，尤其是出汗的活动可以消耗这些有害物质，减轻肌肉的紧张度。另外，规律的身体活动还可以减轻压力的影响，并且保持自控能力。提倡每周 3～5 天，每天 30min 的中等强度的有氧活动。

（3）休息和睡眠：睡眠是缓解压力的好方法，充足的睡眠可使人感到精力充沛。提倡规律的作息，每天 10～11 点入睡，睡眠时长 7～8h，白天 30min 的小睡可使人重新恢复活力。

（4）工作和休闲平衡：休闲是减轻压力最快乐的方法，可以有效对抗工作压力。休闲时间与压力成反比，休闲时间越少，产生的压力越大。可以选择锻炼、娱乐、放松、社会活动、兴趣爱好等休闲活动。

*** 很受震撼吧？不是因为这么多方法可以免受负性情绪和压力的困扰，而是这明明就是最简单的习惯和为人处世方法，却不是你拥有的。如果说小的时候是培养习惯，那么现在就开始学习和改变习惯吧，如此坚持，终将会形成好的习惯，快乐的习惯。想想那时的你，该是多么恬淡和惬意！

第六节　健康体重

一、健康体重，你需要了解的知识

1. 肥胖和超重增加冠心病的发生风险

肥胖症简称肥胖，是指无内分泌疾病或找不出可能引起肥胖的特殊病因的体内脂肪堆积过多和（或）分布异常、体重增加，占肥胖总人数的 95% 以上。

体重超重者比体重正常者冠心病的发病风险增加 26%，肥胖者比正常体重者冠心病的发病风险增加 60% 以上。对于体重指数超过 22kg/m² 的成年人，体重每增加 5kg 心血管疾病死亡风险升高 20% 以上。

2. 肥胖和超重的判断方法

判断超重和肥胖常用的指标是体重指数（BMI）和腰围。不单独应用体重作为判断标准。

BMI= 体重（kg）/ 身高的平方（m²）。

BMI：< 18.5 为体重偏轻；18.5～23.9 为体重正常；24～27.9 为超重；≥ 28 为肥胖。

腰围：男性 ≥ 90cm（约 2 尺 7 寸）、女性 ≥ 85cm（约 2 尺 5 寸）判断为中心型肥胖。

3. 腰围的测量方法

站立情况下，双脚分开 25～30cm，体重均匀分配，平稳呼吸，不收腹，采用没有弹性的软尺，在腋中线上选择髂骨上缘与第十二肋骨下缘的中点紧贴皮肤绕腹部一周。如果不好掌握，则可以选择绕肚脐一周。

4. 成年人肥胖的主要原因

体重增加的原因除了遗传因素、疾病、内分代谢紊乱外，最主要的原因是能量的摄入和消耗不平衡。当能量摄入远远大于能量消耗时，过多的能量转化为脂肪储存在皮下和内脏。因此，如果维持体重，需能量摄入和消耗基本相当；如果要减重，则能量摄入低于能量消耗。另外，不吃早餐、每天睡眠超过 9h 或不足 5h 易体重增加。

5. 减重常用的方法

成年人通常采用的减重方法包括：能量摄入和消耗负平衡法减重、素食减重、生酮法减重、药物减重、手术减重等方法。提倡通过能量摄入和消耗负平衡法减重。

（1）能量摄入和消耗负平衡法：以平衡膳食为基础，每日摄入的能量与基础代谢及身体活动消耗的能量一致，可以保持体重；每日摄入的能量低于基础代谢及身体活动消耗的能量，则出现能量摄入和消耗负平衡，可以降低体重。

（2）间歇性断食：通过周期性的进食和禁食达到减重的目的。通常所说的间歇性断食形式包括：隔日断食方案、5：2方案和限时进食方案。隔日断食方案指一天进食，一天不吃或少吃（热量控制在0~500kcal）。5：2方案指一周中5天正常饮食，2天禁食（不需要连续2天），断食日热量摄入限制在500~1000kcal。限时进食最推崇的是16+8轻断食方案，指一天中8h正常进食，剩余16h禁食，禁食期间可补充水分和必要营养素。三种间歇性断食方式在断食间期，需加强有氧运动和抗阻运动，提高代谢率，消耗体内脂肪，同时保持肌肉的质量。间歇性断食是有效的减重方法，但减重前需要和医生沟通，尤其是糖尿病患者需要在医生的指导下，制订适合的间歇性断食方案，避免出现低血糖，造成严重后果。

（3）素食减重：控制总能量的摄入（减少20%），以粗杂粮等高膳食纤维食物为主，控制动物性食物摄入，结合运动或冥想进行。长期素食者由于优质蛋白摄入低，会引发维生素 B_{12} 缺乏以及免疫力低下等问题。

（4）生酮饮食减重：大量脂肪、适量蛋白质、少量碳水化合物，增加饱腹感，减少进食，达到减重的目的。脂肪供能比为67%~80%（正常情况下为20%~30%），碳水化合物和蛋白质加起来供能比不超过33%，碳水化合物的供能比为5%左右。生酮饮食减重，虽然能达到减重的目的，但对血脂控制不利，且没有证据表明可降低冠心病的发生风险，在饮食模式健康获益排名中位于末位。

（5）药物减重：药物减重是在饮食、运动和行为疗法基础上的辅助减重方法。BMI ≥ 30kg/m² 且合并肥胖相关疾病，或 BMI ≥ 28kg/m² 经过生活方式干预无效时可考虑药物辅助生活方式干预减重。美国食品和药物监督管理局（FDA）批准的减重药物包括：中枢性减重药物，芬特明、氯卡色林（2C 型血清素受体激动剂）、苯丁胺 / 托吡酯缓释剂胶囊、纳曲酮 / 安非他酮复方制剂；非中枢性减重药，奥利司他，具有减重作用的降糖药利拉鲁肽（GLP-1RA）。国内批准奥利司他和利拉鲁肽（国产）用于肥胖的治疗。不建议肥胖患者私下采用药物治疗，最好在医院经过评估，在医生的指导下选择最适合的减重药物。

（6）代谢手术减重：包括腹腔镜下胃袖状切除术、胃旁路术、可调节胃束带术和胆胰旁路术。糖尿病伴有肥胖患者、BMI ≥ 32.5kg/m² 者经过生活方式和药物治疗未达到持续减重和改善并发症效果（包括高血糖），若年龄为 18～60 岁，推荐代谢手术治疗。

二、警醒：肥胖是如何影响心血管健康的？

1. 脂肪堆积是代谢问题的根源

由于"吃动"不平衡，过多的热量转化为脂肪储存于脂肪细胞，沉积在皮下、内脏周围、内脏以及肌肉中。脂肪沉积在脂肪细胞内，不仅仅增加脂肪细胞的体积，还使脂肪细胞具有了内分泌功能。脂肪细胞可分泌炎性物质引起胰岛素抵抗，增加胰岛 β 细胞的负担，造成糖代谢、脂代谢以及血压水平异常。一人同时具有多种代谢异常，增加心血管疾病的发生风险。

2. 隐形脂肪的危害不可忽视

（1）内脏脂肪：脂肪除了储存在皮下，还可附着在肠道、肾脏等内脏器官周围，称为内脏脂肪。内脏脂肪堆积通常表现为中心型肥胖，可通过腰围来反映。内脏脂肪细胞同样可分泌多种引发炎症反应的物质，引起胰岛素抵抗，进而导致血糖、血脂和血压异常。

（2）脂肪异常沉积：脂肪除了沉积在皮下和内脏周围，还可沉积在肝脏和肌肉里或附着在肌肉上。肌肉里的脂肪堆积形成脂肪肌，在肌肉中产生胰岛素抵抗。这些人体重指数和腰围可能正常。脂肪异常沉积现象通过饮食控制很难改善，必须通过有氧活动消耗这些脂肪，通过抗阻运动增加肌肉的重量，以消除肌肉胰岛素抵抗，改善机体的代谢问题。

3. 年轻时肥胖心血管疾病发生风险更高

儿童青少年时期肥胖对心血管疾病的影响更大。首先儿童青少年时期肥胖与成年后肥胖不同，不仅仅表现为脂肪细胞因为脂肪沉积而体积增大，同时伴随着脂肪细胞数量的增加。因此，儿童青少年肥胖延续到成年，更容易产生胰岛素抵抗和高血压、糖尿病、血脂异常等心血管、代谢异常。由于脂肪细胞数目增多，体重控制也相对困难。研究表明，儿童青少年时期保持理想体重可减少心血管疾病的发生风险，成年后体重增长超过 10kg 心血管疾病的发生风险亦显著增加，建议体重增长最好要控制在 5kg 以内。

三、医生建议

医生建议

1. 超重和肥胖者应控制体重，推荐负能量平衡法，科学减重。

2. 药物和代谢手术减重需在内分泌科医生评估下，慎重选择。

3. 减重成功后长期保持能量摄入和消耗平衡，以维持健康的体重。

四、希望：健康体重和减重维护心血管健康

1. 减重可改善心血管代谢健康

超重和肥胖是心血管代谢紊乱的基础，而减重可以从源头改善心血管代谢健康。减重有助于提高胰岛素敏感性，延缓糖尿病的发生并有助于糖尿病患者血糖控制。减重可使高血压患者收缩压平均降低 4～5mmHg，舒张压降低 2～3mmHg。若减重达到 10kg，收缩压可降低 10mmHg。同时，减重消耗脂肪，改善脂肪分布，降低甘油三酯水平。减重是控制心血管代谢危险因素的有效方法。研究显示，肥胖者减重至理想体重，冠心病发病风险至少降低 20%，死亡风险降低 60%。

2. 生活方式干预对大多数单纯性肥胖有效

低能量饮食和增加身体活动是负能量平衡减重的两大支柱，是控制体重的主要措施。单纯饮食控制也可达到减体重的目的，但低热量摄入的同时身体活动量小，往往造成肌肉丢失，糖原储备能力减弱，造成血糖升高，甚至代谢异常。身体活动不仅消耗皮下脂肪，还能消耗内脏脂肪以及沉积在肌肉中的脂肪，提高肌肉量和糖原储备，提高胰岛素敏感性，改善糖、脂代谢。

*** 不论是看得见还是看不见的脂肪堆积都在消耗着健康，既然脂肪堆积是心血管代谢异常的根源，何不来个釜底抽薪！

五、减重，你可以这样做

1. 减重需要自我认同和决心

特别建议冠心病患者对自己的腰围和体重进行测量和评估，如果

测量结果表明超重或肥胖（包括中心型肥胖），并且认同自己是超重或肥胖状态，为了改善心血管健康应及早下决心减重。可以和医生共同制定减重方法，也可以自我实施。减重过程可分两步进行，首先控制体重（1～2个月不增加），下一步循序渐进减轻体重。

2. 做好持久减重的准备

减重是一个长期的过程，需要耐心和坚持。减重初期，体重可能降低明显，越接近减重目标减重的速度越慢，有时体重维持不变甚至略有增长。这时不要气馁，也不要放弃，让身体有足够的时间进行适应和调整，以保障内分泌、代谢和免疫功能的稳定。这时看看距离自己的减重目标还有多远，有可能腰围已接近正常，或者体重已从肥胖降到超重范围，或者从超重降到接近正常。即使体重不再降低，也已经大大降低了冠心病的发生风险。或许你还惊喜地发现，血压和血糖更容易控制了，服药减少了，身心轻松舒畅了，这就是成果。要做的事情是继续坚持，体重些许降低，就是在向减重目标靠近。

3. 科学选择减重方法

减重的方法很多，包括能量摄入和消耗负平衡减重、间歇性断食、素食减重、生酮法减重、药物减重、手术减重。对于冠心病患者，首先推荐能量摄入和消耗负平衡法。

能量摄入和消耗负平衡法减重未达到目标，可考虑药物减重。需经过内分泌科医生评估后，选择适合的药物。

$BMI \geqslant 32.5kg/m^2$ 经过能量摄入和消耗负平衡和药物治疗未达到持续减重和改善并发症效果（包括高血糖），若年龄为18～60岁，推荐代谢手术治疗。其他考虑采取代谢手术治疗的情况，需要经内分泌科医生经过严格评估，慎重决定。

4. 分析自己肥胖的原因

首先排除遗传和代谢相关疾病，比如肾病、甲状腺功能减退、原发性醛固酮增多症等。上述疾病引起的肥胖，需要先治疗原发病，可以到内分泌科就诊评估。

单纯性肥胖患者需要评估自己的饮食和身体活动情况。是因为热量摄入过多？身体活动过少？还是二者兼有？

（1）饮食评估首先寻找突出问题

问题 1. 是否吃得太多太饱？（纠正行为）

问题 2. 是否过多摄入油炸食品、零食、糕点、饱和脂肪（肥肉）、油脂、坚果等？（纠正行为）

问题 3. 是否经常在外就餐？（纠正行为）

问题 4. 晚餐太晚和加餐？（纠正行为）

问题 5. 主食、肉类是否超过推荐？（需在平衡膳食基础上制订低热量饮食方案）

（2）身体活动评估

问题 1. 是否存在身体活动受限（骨关节问题）或不适合身体活动的情况？（疾病急性期及严重的心脏病、未控制的心律失常、心衰失代偿期等）

问题 2. 平常身体活动种类、时间和活动强度是否符合指南推荐？（行为改变）

问题 3. 是否每天静态行为（久坐）时间过长？（行为改变）

5. 设置减重目标

减重的终极目标是健康体重、理想腰围。BMI：$18.5 \sim 23.9 kg/m^2$；腰围：男性＜90cm（约2尺7寸），女性＜85cm（约2尺5寸）。

减重目标可进行分解，首先将体重减轻 5%～10% 作为目标，逐渐降至 BMI 达标、腰围达标。

减重速度：3～6 个月减体重的 5%～10%，或者每月减重 2～4kg，或者每周减重 0.5～1kg，不建议减重速度太快。

6. 如何运用"吃动负平衡"减重

"吃动平衡"表示热量摄入和消耗相当，体重则维持不变，是保持体重的重要标准。若要达到减重的目的，则需要"吃动负平衡"，减少热量的摄入（少吃），同时增加热量的消耗（多动）。

成年人每天需要的能量主要用于维持基础代谢和身体活动。基础代谢是用于维持身体正常功能，比如呼吸、心脏活动、体温调节等消耗的热量，即在清醒情况，20℃的环境下，静卧、空腹时消耗的热量，不包括骨骼肌活动消耗的热量。一般成年女性基础代谢的能量为每天800kcal左右，男性为每天1000kcal左右，这是人体需要的最低热量。每天肌肉活动大约需要300kcal热量（相当于快步走40min消耗的能量）。因此，成年人每天能量消耗在1000～1500kcal，这也是减重推荐的低能量标准。

不建议冠心病患者采取能量摄入为600～800kcal的极低能量膳食，不仅不能长期坚持，对健康也不利。

（1）减少能量摄入

在原饮食基础上减少热量300～500kcal，相当于在健康饮食（参考健康饮食章节）基础上减少部分精白米面50g（相当于5平勺米或面粉）、1勺植物油、25g瘦肉（半个鸭蛋大小），其他种类和量都不用改变。为了保持肌肉的量不减少，饮食建议表中蛋白质的量不建议减少。

建议早餐和中餐比例接近，晚餐减少。

进食顺序：蔬菜、蛋白质、主食。

（2）增加身体活动

有氧运动可加速新陈代谢的速度，帮助消耗身体多余的脂肪。一般情况下每天的身体活动消耗200～300kcal热量；达到消耗体内脂肪和减重目的，需要消耗热量300～500kcal。

冠心病患者为减重进行的身体活动仍然以安全为主，身体活动根据自己的运动风险评估（适量身体活动章节）进行。对于身体活动高风险冠心病患者，以控制热量摄入为主、消耗热量（身体活动）为辅。

热量消耗与身体活动时间或步数的换算：

快步走2000步，耗时13min，约消耗热量80kcal热量；

快走 6000 步，耗时 40min，额外进行中等程度家务活动和职业活动 20min，消耗 300kcal 热量；

快步走 8000～9000 步，耗时 60min，额外进行中等程度家务活动和职业活动 20min，消耗 400kcal 热量；

快步走 10000～11000 步，耗时 80min，额外进行中等程度家务活动和职业活动 20min，消耗 500kcal 热量。

7. 减重而不失肌肉

减重者要特别注意减脂肪的同时不丢失肌肉。肌肉是体内储存糖分（糖原）最大的组织，肌肉量一旦变少，机体就不可能储存足够的糖分，可引起血糖上升和代谢紊乱。抗阻运动（力量训练）可以帮助增加肌肉质量，提高身体代谢率，对减重非常重要。

另外，蛋白质有助于肌肉修复和增长，对维持肌肉的量具有重要作用，同时能够长时具有饱腹感，有助于控制食欲。因此，避免减重过程肌肉丢失需要保证优质蛋白（鸡蛋、牛奶、水产品、瘦肉、豆制品）的摄入。

8. 糖尿病伴有超重 / 肥胖患者减重

除采取上述减重方法外，糖尿病伴有超重 / 肥胖患者服用具有减重作用的降糖药，在降糖的同时降低体重。这些药物包括二甲双胍、胰高血糖素样肽 -1 受体激动剂（利拉鲁肽、索马鲁肽等）、钠 - 葡萄糖协同转运蛋白 2 抑制剂（达格列净、恩格列净等）。目前国产利拉鲁肽已获批非糖尿病患者减重为适应证。

9. 减重成功后的体重维持

减重达到设定目标后，维持体重避免体重反弹便是重要任务。维持体重稳定的措施是保持"吃动平衡"，即：每天摄入的热量保持基本稳定，且每天身体活动量与之匹配并保持稳定，偶尔摄入过多，则需要增加身体活动消耗多余的热量。时刻注意，一旦能量摄入超过能量消耗，体重仍会增加。

*** 控制体重就是每个人在操控一台天平。心中没有这杆秤时，天平一直倾斜着，遗憾的是向着热量蓄积一方压低，身体吹起般膨胀。现在把这杆秤刻在骨子里，你的天平倾斜的方向应该是对的吧？期待你的天平由倾斜变平衡那天！

六、你关注的其他问题

1. 间歇性禁食是否有益于心血管健康？

间歇性禁食对健康的影响有大量的研究，主要体现在以下几方面：① 间歇性禁食对控制体重及代谢的影响；② 间歇性禁食对全因死亡和心血管病的影响；③ 间歇性禁食对免疫功能的影响。

目前多数研究结果显示，间歇性禁食能够改善代谢功能异常，包括减少脂肪组织、改善糖代谢、减少肝内脂肪，达到降低体重、控制血糖和改善脂肪肝的作用。

间歇性禁食对心血管疾病的影响还存在争议。有研究表明间歇性禁食能降低心血管疾病及全死因死亡的发生风险，但有研究却得出相反的结论，发现间歇性禁食不仅无法延长寿命，还增加了心血管疾病的死亡风险。也有研究提示隔日进食加快了动脉粥样硬化病变的进程。因此，不建议对动脉粥样硬化高危人群进行间歇性禁食干预。

有些研究表明，当身体处于饥饿状态时，激发体内细胞进行"自噬"，即"自噬"细胞分解自身衰老、受损的细胞和有害蛋白质，消灭入侵的病毒、细菌和寄生虫，有效阻止其在细胞内滋生繁衍，从而强化人体免疫系统，减缓衰老进程。而间歇性禁食已被证实可以激活人体"自噬"，有助于改善健康状况、延缓衰老进程。

2. 减重是不是越快越好？

减重的目的是减少体内脂肪，改善机体的代谢，保持形体美，增进健康。因此，以增进健康为目的减重需要科学设置减重目标，正确选择减重方法，合理制订减重方案。推荐采用控制饮食和增加身体活动减重方法，开始减重后阶段性目标为6个月内减轻体重的5%～10%，平均每月减2～4kg，每周减0.5～1kg。减重速度过快意味着更严格的饮食控制或更大的身体活动量或时间，超过身体适应能力可能损害身体健康，也可导致营养摄入不足，影响身体正常的代谢和功能；另外，减重速度过快可短时间造成机体水分及肌肉流失，影响糖脂代谢；减重速度过快不利于体重维持，易造成体重反弹。

3. 瘦是不是没有代谢异常风险？

体重偏轻并不意味着代谢异常和冠心病的发生风险降低，体重偏轻伴有肌肉量低，代谢异常的发生风险增加。研究发现，体重偏轻的女性糖耐量异常的比例显著高于体重正常的女性。此类人群胰岛素分泌水平低下，同时伴有胰岛素抵抗。这种现象与肌肉量少造成糖原的储备能力降低以及肌肉的胰岛素抵抗有关。因此，胰岛素抵抗不仅仅与肥胖有关，还与肌肉减少有关。

第七节　血脂控制

一、控制血脂，你需要了解的知识

1. 血脂包含的主要指标

血脂是血清中胆固醇、甘油三酯和类脂的总称。临床上所说的血脂主要是指胆固醇和甘油三酯。化验单通常报告四项，包括中文名全称和英文缩写名称：总胆固醇（TC）、低密度脂蛋白胆固醇（LDL-C）、高密度脂蛋白胆固醇（HDL-C）和甘油三酯（TG）。另外，有些医院的化验单中还报告非高密度脂蛋白胆固醇（non-HDL-C），指的是除去高密度脂蛋白胆固醇之外的胆固醇，这项指标通过计算获得，non-HDL-C=TC–HDL-C。

血脂各成分主要有两种计量单位，毫摩尔 / 升（mmol/L）和毫克 / 分升（mg/dL）。两种单位间的换算关系为：胆固醇（TC、LDL-C、HDL-C）：1mmol/L=38.6mg/dL，甘油三酯（TG）：1mmol/L=86.8mg/dL。

2. 增加冠心病发生风险的血脂指标

上述血脂指标中与冠心病关系最密切的血脂成分是胆固醇。目前研究形成的共识性结论是：低密度脂蛋白胆固醇、非高密度脂蛋白胆固醇、总胆固醇与心血管疾病发生风险升高有关，高密度脂蛋白胆固醇与心血管疾病发生风险降低有关。由于总胆固醇中包含高密度脂蛋白胆固醇，因此其对冠心病的预测准确性不如低密度脂蛋白胆固醇。目前将低密度脂蛋白胆固醇水平作为评估冠心病发生风险的主要指标，次要指标是非高密度脂蛋白胆固醇。

3. 低密度脂蛋白胆固醇升高增加冠心病发生风险

低密度脂蛋白（LDL）结合胆固醇后形成低密度脂蛋白胆固醇（LDL-C），可通过破损的内皮进入血管壁内，被氧化后被巨噬细胞吞噬形成泡沫细胞，泡沫细胞相互融合形成动脉粥样硬化的脂质核。低密度脂蛋白胆固醇是动脉粥样硬化斑块的主要成分。血液中总胆固醇每升高 1%，冠心病发生风险增加 2%。而 LDL-C 每降低 1.0mmol/L，主要冠脉事件下降 21%、冠脉血运重建术下降 24%、卒中下降 15%、心血管病死亡率下降 12%、全因死亡率下降 9%。

4. 高密度脂蛋白胆固醇不增加冠心病发生风险

高密度脂蛋白（HDL）结合胆固醇后形成高密度脂蛋白胆固醇

（HDL-C），通常情况下可将周围组织及血液中的胆固醇运送到肝脏进行分解，起到阻止胆固醇沉积在动脉壁的作用，因此被誉为"好胆固醇"。但是，目前也有研究质疑"好胆固醇"的作用，发现高密度脂蛋白胆固醇并不是都发挥心血管的保护作用。未来的深入研究终将揭示高密度脂蛋白胆固醇的真实作用。

5. 高甘油三酯血症是冠心病发生风险增强因素

血脂指标中甘油三酯的作用也不可忽略。一方面，甘油三酯可以水解为胆固醇，是胆固醇的来源；另一方面，甘油三酯高的人常伴有高密度脂蛋白胆固醇低。因此，它被认为是冠心病发生风险增强因素。另外，甘油三酯升高还可导致肥胖、胰岛素抵抗以及胰腺炎，当甘油三酯水平＞5.6mmol/L 时，需警惕胰腺炎的发生。

6. 胆固醇的来源

血液中的胆固醇有两个重要来源：80% 左右是在体内合成的，主要的合成场所是肝脏，其次是小肠；另一个来源是食物，约占血液中胆固醇的 20%。健康人能够动态调节胆固醇的两个来源，当食物摄入的胆固醇低时，体内合成的胆固醇则会增加，血胆固醇水平仍维持在正常水平。

胆固醇主要存在于动物性食物中，动物脑和脊髓、内脏、卵黄、肥肉等胆固醇含量高。植物性食物不含胆固醇。

7. 成年人合适的血脂水平

对于健康人，建议低密度脂蛋白胆固醇保持在理想水平（＜2.6mmol/L），没有冠心病危险因素者可放宽至合适水平（＜3.4mmol/L），其他血脂指标最好达到合适水平。普通成年人血脂水平分层标准见表 2-3。

表 2-3　普通成年人血脂水平分层标准（单位：mmol/L）

血脂水平分类	总胆固醇（TC）	低密度脂蛋白胆固醇（LDL-C）	高密度脂蛋白胆固醇（HDL-C）	非高密度脂蛋白胆固醇(non-HDL-C)	甘油三酯（TG）
理想水平	—	＜ 2.6	—	＜ 3.4	—
合适水平	＜ 5.2	＜ 3.4	—	＜ 4.1	＜ 1.7
边缘升高	≥ 5.2 且＜ 6.2	≥ 3.4 且＜ 4.1	—	≥ 4.1 且＜ 4.9	≥ 1.7 且＜ 2.3
升高	≥ 6.2	≥ 4.1	—	≥ 4.9	≥ 2.3
降低	—	—	1.0	—	—

8. 冠心病患者血脂控制标准

所有冠心病患者低密度脂蛋白胆固醇（LDL-C）降至＜ 1.8mmol/L，且尽量降至＜ 1.4mmol/L，同时降幅最好达到 50% 以上。

二、警醒：胆固醇是如何导致冠心病的?

1. 胆固醇是动脉粥样硬化斑块的主要成分

通常情况下动脉血管内膜光滑致密，具有良好的屏障作用，低密度脂蛋白胆固醇在血管内膜表面沉积后很容易被高密度脂蛋白清除。一旦动脉血管内膜受到损伤，低密度脂蛋白胆固醇易通过血管内膜进入血管壁并被氧化，同时激发炎症反应。氧化的低密度脂蛋白胆固醇被巨噬细胞判断为"入侵"对象而被吞噬，成为泡沫细胞沉积在血管壁。血液中低密度脂蛋白胆固醇越高，沉积速度越快，逐渐形成动脉粥样硬化斑块。

2. 年轻时胆固醇升高冠心病发生风险更大

动脉粥样硬化的发生最早可出现在儿童期。人群研究也表明，在心肌梗死发生前 20～35 年就已经出现血脂异常（高于人群平均水平）。

低年龄时胆固醇升高累及心血管的风险远远高于较大年龄时胆固醇升高，而且低年龄胆固醇越高，发生心肌梗死的年龄越小。因此，早期发现胆固醇异常，并及早采取控制措施，对心血管病防治具有重要价值。指南建议20～40岁成年人每5年检测一次血脂，及早发现血脂升高并及早治疗。若40岁的你还没检测过血脂，至少错过了4次发现胆固醇升高的机会。

3. 家族性高胆固醇血症可致早发冠心病

有一种胆固醇升高是由于基因突变造成的，突出表现为胆固醇水平明显升高和早发冠心病，有明显的家族聚集性和遗传倾向。可分为纯合子型和杂合子型，纯合子型总胆固醇水平通常超过13.5mmol/L，杂合子型总胆固醇水平通常超过8.5mmol/L。如果未及时发现和治疗，纯合子型患者多于幼童时期就发生严重心血管疾病，而杂合子型男性常在40岁左右发生冠心病，女性常在50岁左右发生冠心病。另外，家族性高胆固醇血症患者受饮食中胆固醇影响大，摄入含胆固醇高的食物后血液中胆固醇升高明显。

如果家族中有高胆固醇血症患者，或者本身有肌腱黄色瘤及跟腱增厚者，或有早发心血管病家族史者（指一级直系亲属中男性在55岁前或女性在65岁前患冠心病或脑卒中），及早进行血脂检查，确定是否为家族性高胆固醇血症。早发现早治疗。

4. 冠心病患者胆固醇控制不达标可致再发心血管事件

低密度脂蛋白胆固醇自70mg/dL（1.8mmol/L）开始，每增加10mg/dL心血管事件发生风险增加7%。确诊冠心病患者降脂治疗是降低危险措施的重中之重，指南强烈推荐所有冠心病患者低密度脂蛋白胆固醇（LDL-C）降至＜1.8mmol/L，且尽量降至＜1.4mmol/L，同时降幅最好达到50%以上。但是，调查研究发现冠心病患者出院后约1/3逐渐放弃降脂治疗，即使进行降脂治疗，60%以上低密度脂蛋白胆固醇不达标（＞1.8mmol/L）。降脂治疗不达标不能充分发挥稳定斑块、缩小甚至消退斑块的作用，也不能阻止新斑块的形成以及支架内再狭窄，对于搭桥患者不能阻止桥血管动脉粥样硬化的发生，导致再次心血管事件发生。

三、医生建议

医生建议

1.冠心病患者降脂的首要目标是低密度脂蛋白胆固醇达标，并且长期达标。

2.没有禁忌证的情况下长期服用他汀类药物，低密度脂蛋白胆固醇不达标，可联合应用胆固醇吸收抑制剂或 PCSK9抑制剂。

3.监测血脂，了解血脂变化。

四、希望：控制血脂抑制动脉粥样硬化的进程

1.降低胆固醇，稳定甚至逆转斑块

动脉粥样硬化斑块的主要成分是低密度脂蛋白胆固醇，降低低密度脂蛋白胆固醇可稳定斑块、延缓发展、避免斑块破裂致血栓形成。对于年轻人来说，斑块处于形成的早期阶段，在控制心血管危险因素的基础上降低胆固醇水平，可以预防或延缓斑块的发生发展。如果胆固醇降低幅度足够大、水平足够低，已经形成的斑块不仅可以缩小，甚至可消失，这个结果在个案以及人群随访研究中已得到证实。

低密度脂蛋白胆固醇降至足够低指的是：低密度脂蛋白胆固醇在原水平基础上降幅 50% 以上，且 < 1.8mmol/L，甚至 < 1.4mmol/L，并长期维持低水平。

2. 多种药物降胆固醇，达标不是梦

指南建议在生活方式干预的基础上采取适当的药物治疗的降脂策略。目前临床常用的降低胆固醇的药物有三类：他汀类、胆固醇吸收抑制剂及 PCSK9 抑制剂。他汀类药物为降胆固醇的基础用药，他汀类与另外两种药物联合尤其是与 PCSK9 抑制剂联合可大幅度降低胆固醇水平。研究显示，他汀类联合 PCSK9 抑制剂，80% 以上冠心病患者低密度脂蛋白胆固醇水平可达到控制要求。

3. 降低胆固醇也有饮食处方

对于大多数人来说，血液中的胆固醇约 20% 与食物有关。研究显示，限制饱和脂肪和高胆固醇食物、增加膳食纤维和植物固醇、增加不饱和脂肪可以降低血液中胆固醇水平。

全谷类、蔬菜和水果中的膳食纤维起到抑制胆固醇吸收、促进胆固醇排泄作用；坚果、全谷类和杂豆类食物中的植物固醇和植物甾醇通过与胆固醇竞争"受体"阻止胆固醇被吸收；不饱和脂肪酸促进肝脏内的低密度脂蛋白受体活动，增加肝脏对低密度脂蛋白胆固醇的分解，加快血液中的低密度脂蛋白胆固醇的清除；而饱和脂肪酸则与不饱和脂肪酸作用相反。

4. 降低胆固醇为个人和全人类冠心病预防带来希望

美国冠心病死亡率从 1968 年出现下降，降低幅度超过 40%，并且仍在持续下降。最根本的原因在于大力控制危险因素，其中贡献最大的是胆固醇水平降低。由于采取控制胆固醇策略，降低了个人及国人冠心病死亡风险。而我国人群胆固醇水平仍在持续上升，不仅是成年人，儿童和青少年的血脂水平也在不断升高。产生的后果便是冠心病的发生率和死亡率至今没有出现降低的拐点，至今仍在持续上升，美国心血管病防治的经验已告诉我们，降低血清胆固醇平均水平，全球冠心病发病率和死亡率便会降低。

五、控制血脂，你可以这样做

冠心病患者达到指南推荐的胆固醇控制目标需要做好以下三方面的事情：一是保持健康的饮食和身体活动；二是按医嘱服用降脂药物，并长期依从；三是做好血脂监测，了解血脂变化。

1. 饮食控制胆固醇

体内胆固醇约 20% 来源于食物，因此，控制食物中的胆固醇对降低血液中胆固醇有一定作用。指南建议：每天胆固醇摄入量 < 300mg/d，特别强调不能因为控制胆固醇摄入而拒绝所有动物性食物；每天摄入 1 个全蛋；每周至少 2 次海产品，不饱和脂肪代替饱和脂肪；不建议经常吃动物内脏和肥肉。另外，通过饮食补充植物固醇和膳食纤维，可降低胆固醇的吸收。指南要求每天植物固醇摄入量为 2~3g，膳食纤维的摄入量为 10~25g（参见本章第二节"健康饮食"内容）。

2. 身体活动，促进脂代谢

身体活动可以改善心肺功能，促进脂肪分解，降低甘油三酯，升高高密度脂蛋白胆固醇水平，提高清除低密度脂蛋白胆固醇的能力。冠心病患者身体活动参见本章第三节"适量身体活动"内容。

3. 合理用药，胆固醇达标

药物治疗是降低胆固醇并维持低水平的主要措施。降胆固醇药物主要有三类，从不同方面发挥降低胆固醇作用。减少胆固醇合成药物：包括他汀类药物及含"天然他汀"成分的血脂康，对于他汀类药物不耐受者可使用血脂康；胆固醇吸收抑制剂：包括依折麦布和海博麦布；促进低密度脂蛋白胆固醇降解药物：PCSK9 抑制剂。

他汀类药物是降胆固醇治疗的基础药物，建议使用常规剂量或中等效能他汀类药物。他汀类药物治疗不能使低密度脂蛋白胆固醇达标，可联合应用胆固醇吸收抑制剂或 PCSK9 抑制剂。预计他汀类联合胆固醇吸收抑制剂不能使 LDL-C 达标时，尽早联合 PCSK9 抑制剂。

4. 监测血脂，了解血脂变化

冠心病患者低密度脂蛋白胆固醇未达到控制目标、没有服药禁忌，均应采取降脂治疗。首次服用调脂药物，一般用药 6 周内复查血脂、转氨酶和肌酸激酶，以评估降脂效果和不良反应。如果降脂效果不理想或者不良反应明显可更换其他他汀类药物或联合用药，每次药物调整后均在 6 周内复查血脂、转氨酶和肌酸激酶。

低密度脂蛋白胆固醇最好在治疗后 3 个月内达标。冠心病患者可在药物治疗后 1 个月、3 个月、6 个月、9 个月、12 个月检测血脂，1 年后至少每 6 个月检测 1 次血脂。

5. 药物不良反应及处理

应用他汀类药物可能会出现肌痛和 / 或转氨酶升高，但发生比例低。监测转氨酶和肌酸激酶可评估药物不良反应的发生。若转氨酶或肌酸激酶稍有升高，无须调整药物剂量；若转氨酶升高未超出正常值上限的 3 倍，或肌酸激酶未超过正常值上限的 5 倍，他汀类药物剂量可减半；若转氨酶升高超出正常值上限的 3 倍，或肌酸激酶超过了正常值上限的 5 倍，可暂停他汀类药物。停药后大多患者转氨酶和肌酸激酶恢复正常，此时可更换其他种类他汀类药物，并从小剂量开始，或服含"天然他汀"成分的血脂康。

六、你关注的其他问题

1. 胆固醇能不能无限降低

冠心病患者低密度脂蛋白胆固醇水平越低越有利于动脉粥样硬化斑块缩小和消退，但低到多少合适还存在争议。被称为现代心血管病学教父的哈佛大学 Braunwald 教授强调，将低密度脂蛋白胆固醇控制在 0.5mmol/L 以下不仅安全，而且能够更有效地预防和治疗心血管疾病。但有研究表明，低密度脂蛋白胆固醇降至 0.5～0.8mmol/L 增加脑出血和痴呆的发生风险。但不管如何低，血液中不能没有胆固醇，它还具有重要的生理作用，包括：胆固醇是人体细胞膜的重要组成成分，维持细胞膜稳定；胆固醇是合成类固醇激素的原料，具有内分泌和代谢功能；胆固醇代谢形成胆酸，具有消化功能。胆固醇过低不能保证上述功能的正常进行。冠心病患者低密度脂蛋白胆固醇应低于 1.4mmol/L，有些情况下（如多次发生心血管事件），甚至可降至 < 1.0mmol/L。

2. 如何提高体内高密度脂蛋白胆固醇水平

高密度脂蛋白胆固醇（HDL-C）可从外周血和动脉壁（甚至是动脉斑块中）收集多余的胆固醇并运输到肝脏进行分解，降低动脉粥样硬化的危险，被称为"好胆固醇"。HDL-C < 1.0mmol/L 为 HDL-C 降低。目前没有特异性升高 HDL-C 的药物，他汀类药物主要用于降低低密度脂蛋白胆固醇，但也具有升高 HDL-C 的作用。另外，充足的中高强度有氧活动可升高 HDL-C 水平。饮食对其影响小。但有研究对高密度脂蛋白胆固醇的心血管保护作用提出疑问，显示升高 HDL-C 并不能降低心血管疾病的发生风险。因此，冠心病患者将降低低密度脂蛋白胆固醇作为调脂目标。

3. 脂蛋白（a）对冠心病的作用及改善

有些医院血脂检查指标包含脂蛋白（a）[Lp(a)]，Lp(a) 水平升高是心血管疾病的危险因素，即使低密度脂蛋白胆固醇（LDL-C）控制达标，Lp(a) 也会增加心血管事件的发生风险。中国心血管病一级预防指南将 Lp(a) ≥ 125nmol/L 或（50mg/dL）作为心血管病发生风险升高的切点。Lp(a) 水平主要受基因控制，饮食、身体活动等生活方式对 Lp(a) 水平没有显著影响。炎症、妊娠、甲状腺功能减退、生长激素治疗和肾脏疾病会升高 Lp(a) 水平。严重急性期疾病、绝经后激素替代治疗、甲状腺功能亢进和肝病会降低 Lp(a) 水平。

目前临床还没有特异性降 Lp(a) 的药物，但 PCSK9 抑制剂具有降 Lp(a) 作用，他汀类药物轻度升高 Lp(a) 水平，其他降脂药对 Lp(a) 的影响还缺少证据。

4. 胆固醇和甘油三酯均升高的降脂治疗

除去遗传因素，甘油三酯与"吃和动"关系密切。采用低热量、低脂饮食配合有氧运动会明显降低。

胆固醇升高同时伴有甘油三酯（TG）升高：若 TG 在 1.7～2.3mmol/L 之间，已采用他汀治疗，他汀在降低胆固醇的同时可部分降低甘油三酯，最高幅度可达到 30%，同时控制高热量饮食、减重、增加身体活动，TG 会明显降低，不需要服用降甘油三酯的药物；若 TG 在 2.3～5.6mmol/L 之间，可在降胆固醇药物基础上加用贝特类药物或高纯度鱼油制剂，同时进行饮食控制及身体活动。他汀类药物和贝特类药物联合应用，注意检测转氨酶和肌酸激酶。若 TG ≥ 5.7mmol/L，应首先考虑使用贝特类或高纯度鱼油降低 TG，避免胰腺炎的发生。

第八节　血糖控制

一、血糖控制，你需要了解的知识

1. 血糖升高和糖尿病是冠心病的重要危险因素

糖尿病患者冠心病的发病风险比非糖尿病患者增加 2 倍，血糖升高即使没达到糖尿病诊断标准（糖尿病前期），冠心病的发生风险也增加。冠心病患者中超过 50% 伴有 2 型糖尿病，约 25% 血糖异常（糖尿病前期）。冠心病患者要特别关注血糖监测。已诊断糖尿病者合理用药，血糖控制达标，发挥心脏保护作用。没有糖尿病史者，通过血糖监测及早发现血糖异常，早诊断、早干预、早治疗，降低高血糖对血管的损害。

2.2 型糖尿病发生的主要原因

糖尿病的发生是由于胰岛细胞功能障碍引起胰岛素分泌不足，或者胰岛素调控葡萄糖代谢能力下降，或二者均存在，导致血液中的葡萄糖不能有效被利用或者储存。病因包括遗传因素和环境因素，其中不良生活方式是主要原因。不良生活方式和肥胖则是造成机体对胰岛素敏感性降低（尤其是 2 型糖尿病）的重要原因。多种因素与糖尿病相关，包括：① 年龄 ≥ 40 岁；② 体重指数（BMI）≥ 24kg/m^2 和（或）中心型肥胖（男性腰围 ≥ 90cm，女性腰围 ≥ 85cm）；③ 一级亲属有糖尿病史；④ 缺乏身体活动者；⑤ 有巨大儿分娩史或有妊娠糖尿病病史的女性；⑥ 有多囊卵巢综合征病史的女性；⑦ 血压和血脂异常。

3. 糖尿病筛查

评估血糖常用的指标包括空腹血糖、75g 口服葡萄糖耐量试验、餐后 2h 血糖、糖化血红蛋白。血糖异常包括糖尿病及糖尿病前期。糖尿病诊断标准（表 2-4）：糖尿病典型症状，加上以下任何一条，即

表 2-4　糖尿病及糖尿病前期诊断标准

诊断标准	糖尿病前期	糖尿病
典型糖尿病症状		
伴有随机血糖升高		≥ 11.1mmol/L
或伴有空腹血糖升高	≥ 6.1，＜ 7.0mmol/L	≥ 7.0mmol/L
或 75g 口服葡萄糖耐量试验 2h 血糖	≥ 7.8，＜ 11.1mmol/L	≥ 11.1mmol/L
或伴有糖化血红蛋白		≥ 6.5%
无糖尿病典型症状，需改日复查确认		

注：1.典型糖尿病症状：包括烦渴多饮、多尿、多食、不明原因体重下降。

2.随机血糖：指不考虑上次用餐时间，一天中任意时间的血糖。

3.空腹状态：8h 以上没有进食。

①随机静脉血糖浓度≥11.1mmol/L；或②空腹血糖浓度≥7.0mmol/L；或③葡萄糖负荷后2h血糖浓度≥11.1mmol/L；或④糖化血红蛋白≥6.5%。没有糖尿病典型症状者，需改日复查以确定糖尿病诊断。

既往没有糖尿病病史者，将每次血糖检测结果与表2-4中数据对比，及早发现血糖异常。

4. 正确进行血糖检测

空腹血糖：测量前一晚正常饮食（不要和平时差别特别大，充分反映通常饮食情况下的血糖情况），20:00点后不再进食。早上空腹采血（空腹时间不超过12h），不采取治疗措施（口服降糖药和注射胰岛素），糖尿病患者采血后服药和进食。

餐后2h血糖：从吃第一口饭开始计时，2h采血。如果已诊断糖尿病，则正常服药，以反映治疗效果。

糖化血红蛋白：糖化血红蛋白不需要空腹检测，往往和空腹血糖同时采血进行检测。检测前停止服用维生素C、水杨酸盐、青霉素类抗菌药、避孕药等。

5. 冠心病患者血糖控制标准

选择糖化血红蛋白（HbA1c）作为血糖长期控制的评价标准，不同特征患者血糖控制标准略有不同。

（1）大多数非妊娠成年2型糖尿病患者，合理的HbA1c控制目标为<7%，自我血糖监测的空腹血糖控制目标为4.4～7.0mmol/L，非空腹血糖控制目标为<10.0mmol/L。

（2）年龄较小、病程较短、预期寿命较长、无并发症、未合并心血管疾病的2型糖尿病患者可采取更严格的HbA1c控制目标，如<6.5%甚至正常水平（糖化血红蛋白正常参考值为4.0%～6.0%）。

（3）糖尿病病程较长、年龄较大且具有多个心血管危险因素或已有心血管疾病的人群，HbA1c可采用宽松标准，如<8.0%。

建议伴有糖尿病的青年冠心病患者HbA1c<7.0%，老年冠心病患者HbA1c<8.0%。

二、警醒：高血糖是如何损害心血管健康的？

1. 未及早发现和干预的高血糖危害最大

糖尿病及糖尿病前期患者血糖异常初期往往没有明显的临床表现，不经血糖检测很难发现。没有及早采取控制血糖措施的情况下，持续的胰岛素抵抗和高血糖不仅增加高血压、血脂异常等心血管代谢危险因素，还对动脉血管内膜产生危害，促进动脉粥样硬化的发生。研究表明，糖尿病前期患者，如果不采取积极的生活方式干预或二甲双胍治疗，70% 在 6 年内会发展为糖尿病。而筛查出的糖尿病患者中50%～60% 不知道自己患有糖尿病，未进行降糖治疗，尤其是未应用对心血管具有保护作用的降糖药，因而对心血管的危害极大。

2. 高血糖损害血管内膜，导致动脉粥样硬化

高血糖可直接损害血管内膜，增加血管内膜的通透性，促进低密度脂蛋白胆固醇在内膜下沉积。高血糖还可引发体内的炎症反应，促进白细胞聚集，吞噬被氧化的低密度脂蛋白胆固醇形成泡沫细胞，启动动脉粥样硬化过程。炎症反应刺激血小板的黏附和聚集，易导致血栓形成。糖尿病患者更易形成弥漫性或多发性动脉硬化斑块，增加治疗的难度。

3. 糖尿病可造成微血管病变及全身损害

糖尿病不仅造成心、脑等大血管病变，还对微血管造成损伤。高血糖状态可导致微血管基底膜增厚和微循环障碍，累及肾、视网膜、肌肉、神经、脑、心肌及皮肤，造成糖尿病肾病、糖尿病视网膜病变、糖尿病心肌病，以及糖尿病神经病变、糖尿病足等。

4. 40 岁以上糖尿病被认定为心血管疾病的高危个体

鉴于糖尿病对心血管的严重危害，指南将 40 岁以上糖尿病患者直

接定义为心血管疾病的高危患者；不足 40 岁的糖尿病患者，如果伴有高血压、血脂异常、吸烟、肥胖、早发冠心病家族史 5 项危险因素中的 3 项及以上，或者伴有蛋白尿、肾功能损害、左室肥厚或视网膜病变中任何一项也被认定为心血管疾病的高危患者。意味着未来 10 年或者终身发生心血管疾病的风险远远高于普通人群。

三、医生建议

医生建议

1. 糖尿病患者优先选择心血管获益的降糖药物。
2. 控制总热量、适量运动和控制体重有助于血糖的控制。
3. 不管是否伴有冠心病，糖尿病患者在降糖的同时积极降压、调脂。

四、希望：控制血糖为健康心脏保驾护航

控制血糖的有效措施包括控制饮食、身体活动、控制体重以及药物治疗。每一项降糖措施，均在控制血糖的同时改善心血管健康。

1. 控制血糖可改善心血管健康结局

糖尿病患者控制血糖可降低冠心病发病和死亡风险。从人群的角度来看，糖化血红蛋白每下降 1% 可使糖尿病相关的心血管疾病发病和死亡风险降低 21%，年轻、病程短的糖尿病患者降糖的获益更大。对于个体而言，血糖控制可避免对血管内皮的损伤和炎症反应，降低发生动脉粥样硬化和冠心病的风险。

2. 生活方式改善可平稳降糖

膳食营养、身体活动、减重等是糖尿病患者生活方式干预的主

要内容。个体化营养治疗可使 2 型糖尿病患者的糖化血红蛋白降低 0.3%～2.0%，而身体活动不仅可以消耗血糖，还有助于减重，提高胰岛素敏感性，改善胰岛素抵抗，平稳降糖。胰岛素抵抗是一系列代谢问题的核心，改善胰岛素抵抗有助于改善血糖及其他心血管代谢问题。

研究显示，糖尿病前期患者采取生活方式治疗（包括：增加蔬菜摄入量、减少乙醇和单糖的摄入量、减重、每天进行至少 20min 中等强度身体活动），可使发生糖尿病的时间推迟约 4 年。

3.新型降糖药物降糖的同时发挥心血管保护作用

部分降糖药物尤其是新型降糖药在降血糖的同时发挥心血管保护作用，比如：二甲双胍可使心肌梗死的发生风险下降 33%；恩格列净、卡格列净、达格列净、艾托格列净以及利拉鲁肽、司美格鲁肽、度拉糖肽等可使心血管死亡风险降低 22%～38%。应用上述药物即使血糖控制未达标亦发挥心血管保护作用。

五、控制血糖，你可以这样做

1.降糖药物的选择

虽然降糖治疗方案主要由医生制订，但每位患者应知晓治疗相关知识，从而判断降糖治疗是否更有益于心血管健康及冠心病长期预后，做到心里有数。

无论糖化血红蛋白水平是否达标，2 型糖尿病患者合并冠心病、心力衰竭、慢性肾脏病或伴有冠心病危险因素时，建议优先选择具有心血管疾病和慢性肾脏病获益证据的药物。降糖药物种类很多，不是所有药物都具有心血管保护作用。依据目前的研究证据，对降糖药的心血管保护作用进行梳理如下。

具有明确心血管获益的药物：二甲双胍、恩格列净、卡格列净、达格列静、艾托格列净、利拉鲁肽、司美格鲁肽、度拉糖肽等。

心血管保护效应为中性的药物（没有明确心血管保护作用）：胰岛素、西格列汀、沙格列汀、阿格列汀、利格列汀、阿卡波糖、罗格列酮、吡格列酮。

对于适合应用二甲双胍者首选二甲双胍；单独应用二甲双胍血糖未达标，联合应用其他具有心血管获益的药物；若两种药物联合仍不能达标，可联合第三种药物或胰岛素。

2.膳食营养治疗

糖尿病患者的饮食需要特别注意以下几点。

（1）估算自己每天摄入的热量和食物量。每人每天摄入热量与年龄、性别、活动量、体重等因素有关。不建议糖尿病伴有冠心病患者长期接受极低能量的饮食方式。首先基本固定蛋白质、油脂、蔬菜、水果等摄入量（参考健康饮食，每天1个鸡蛋、1袋奶、50g瘦肉、2勺油、10g坚果、500g蔬菜、1个水果），基本摄入量固定下来后，只需微调整。碳水化合物优先选择全谷类和杂豆、薯类，其次为精米面，根据血糖情况调节碳水化合物的量。一旦血糖控制达标，各种营养素的量固定下来后，只需要更换种类即可。

（2）最好将一日3餐改为5餐，即每2餐之间有1次加餐，分别为上午9～10点，下午3～4点。如此一来，早、中、晚正餐食量可减少，减少的食量在上午和下午加餐时补充，既有利于餐后血糖控制，又可避免因正餐减少引起低血糖。加餐的食物可以选择水果、坚果和酸奶的组合，比如上午的加餐为半个苹果＋坚果、下午的加餐为半个苹果＋酸奶。水果也可替换为西红柿、黄瓜等。

（3）食物加工注意：谷类、杂粮、杂豆尽量保持原状做成食物，不要太软糯（有点硬度和嚼劲），不以糊状、米汤和糯粥食用，以免快速升高血糖，可食用杂粮粥。

（4）进餐顺序：先食用蔬菜，然后蛋白质，最后是主食（碳水化合物）。

（5）水果的选用：尽管所有水果都可以吃，但优先选择含糖量低、升血糖慢（升糖指数低）的水果。水果最好在 2 餐之间食用，如果在正餐食用，则需要减掉部分主食。不建议吃水果罐头。

含糖量高的水果：葡萄干、葡萄（淡黄色无核小葡萄）、菠萝、芒果。

生糖较快的水果：枣、荔枝、西瓜、葡萄、菠萝、芒果。

含糖量低并且升血糖慢的水果（推荐）：猕猴桃、苹果、梨、桃子、杏、李子、樱桃、柚子、柑等。

3. 身体活动

身体活动有助于改善胰岛素抵抗和糖、脂代谢，提高药物控制血糖的效果。除了有氧活动外，推荐糖尿病患者每周进行 2～3 次抗阻锻炼，保持甚至增加肌肉的量，减少脂肪在肌肉中沉积，促进葡萄糖的摄取和利用，发挥正常血糖调节作用。伴有冠心病的糖尿病患者身体活动依据冠心病患者身体活动方案进行，参照本章第三节"适量身体活动"内容。出现视网膜病变、肾脏疾病或心衰者，最好采用分次低强度运动，以走路为主，减少久坐时间。

4. 控制体重

（1）建议伴有超重或肥胖的 2 型糖尿病患者减重，体重管理的目标为健康体重（BMI ＜ 24kg/m^2），初始目标为 3～6 个月减轻体重 5%～10%。推荐采用能量摄入和消耗负平衡法减重（参见本章第六节"健康体重"内容）。

（2）伴有超重或肥胖的 2 型糖尿病者还可通过降糖药物减重，在上述生活方式干预基础上，应用降糖同时降低体重的降糖药，包括二甲双胍、胰高血糖素样肽 -1 受体激动剂（利拉鲁肽、索马鲁肽等）、钠 - 葡萄糖协同转运蛋白 2 抑制剂（达格列净、恩格列净等）。

（3）BMI ≥ 32.5kg/m^2 经过生活方式和药物治疗未达到持续减重和改善并发症效果（包括高血糖），若年龄 18～60 岁，推荐代谢手术治疗。其他考虑采取代谢手术治疗的情况，需要内分泌科医生经过严格评估，慎重决定。

5. 血糖监测

糖尿病患者监测血糖，一方面评估降糖治疗效果，并作为调整治疗方案的依据，另一方面有助于发现低血糖。

血糖监测的主要指标包括糖化血红蛋白、空腹血糖、餐后 2h 血糖。

（1）建议进行家庭自测血糖（空腹血糖和餐后血糖），按内分泌科医生的血糖监测建议进行。

（2）糖化血红蛋白作为评估血糖长期控制的"金标准"，开始降糖治疗及血糖控制未达标时每 3 个月测量一次，血糖控制平稳后，每 6 个月测量一次。

（3）动态血糖监测系统（CGM）不需要采血，通过探头监测细胞间液中葡萄糖的浓度，在日常生活状态下检测并记录血糖数据，每 5min 自动记录一次血糖数据，一般连续监测 24h 内血糖的动态变化，并精确绘制每日的血糖变化曲线，曲线上标注饮食、运动等事件，为临床诊断和治疗提供依据。

六、你关注的其他问题

1. 低血糖的发现和自我救治

低血糖可诱发心肌缺血和心律失常，严重低血糖可引起昏迷和猝死。要特别注意避免低血糖的发生，了解自我救治方法。

（1）低血糖表现

糖尿病患者出现心悸、焦虑、出汗、头晕、手抖、饥饿感等表现或神志改变、认知障碍、抽搐和昏迷等中枢神经症状，应首先考虑低血糖。

有些患者发生低血糖时无明显的临床症状，称为无症状性低血糖，也称为无感知性低血糖或无意识性低血糖。有些患者屡发低血糖后，可表现为无先兆症状的低血糖昏迷。老年患者发生低血糖时症状常不典型。

（2）低血糖救治

怀疑出现低血糖者应立即测血糖，若血糖≤3.9mmol/L（接受药物治疗的糖尿病病人低血糖标准），需要立即补充葡萄糖或含糖食物。如不能及时测量，应按照低血糖处理。

① 意识清醒者：可以口服15～20g糖类食品。相当于15g葡萄糖的食品：2～5个葡萄糖片、10块水果糖、两大块方糖、150～200mL新鲜水果汁/可乐、一杯脱脂牛奶、一大勺蜂蜜或玉米汁。

② 意识障碍者：糖尿病患者出现意识障碍，需要紧急给予50%葡萄糖注射液20～40mL静脉注射，或胰高血糖素0.5～1.0mg肌内注射。每15min监测血糖：如血糖仍然≤3.9mmol/L，再给予葡萄糖注射液口服或注射；血糖在3.9mmol/L以上，但距离下一次进餐时间大于1h，给予含有淀粉或蛋白质的食物；若仍然≤3.0mmol/L，继续给予50%葡萄糖注射液60mL静脉注射。

曾经发生低血糖的患者应了解发生低血糖的原因，进行自我血糖监测，有条件者可进行动态血糖监测，调整降糖药物。出现意识障碍者，可以暂时放宽血糖控制目标。

2. 糖尿病患者皮肤和足部保健

糖尿病病程长、血糖控制不良可导致神经系统、微血管和皮肤损害，出现感觉异常、肢端缺血、皮肤感染等症状。因此要特别关注皮肤和足部保健。

（1）鞋袜合适：穿柔软的棉袜，鞋底厚实，鞋子大小合适，保证脚趾和脚面不受挤压和摩擦，避免造成缺血和皮肤损伤。

（2）清洁：保持皮肤和脚清洁，温水洗澡、洗脚，水温不能过高，避免大力搓洗和刮痧。擦干皮肤和脚，干燥后涂抹温和的润肤油，避免温湿情况下细菌滋生。

（3）避免损伤：尽量避免使用利器损伤皮肤，剪手指甲和脚趾甲注意不要剪破皮肤，避免出现甲沟炎（每次剪完脚趾甲，可用碘酊消毒趾甲周围）。

（4）处理皮肤问题：发现皮肤伤口、溃疡，甲沟炎，疣，皮疹，皮癣等最好到医院处理，避免小问题变成大问题。

（5）促进肢体血液循环：避免连续久坐，每小时要起身活动，避免盘腿坐或跷二郎腿。

（6）足部观察与检查：每天检查皮肤和双足，了解足部有无感觉减退、麻木、刺痛感；观察足部皮肤颜色、温度及足部动脉搏动情况以及皮疹和皮肤破损情况。

3. 糖尿病患者能否饮酒？

各种指南均建议"最好不饮酒"。若饮酒，男性乙醇摄入量不超过 25g/d（38 度白酒＜75mL、啤酒＜750mL、红酒/米酒/黄酒＜250mL），女性乙醇摄入量不超过 15g/d（38 度白酒＜50mL、啤酒＜450mL、红酒/米酒/黄酒＜150mL），每周不超过 2 次。糖尿病患者饮食控制的根本在于控制总热量的摄入，而各类酒水含营养成分极少，基本是纯热量物质，因此建议糖尿病患者不饮酒。

第九节　血压控制

一、血压控制，你需要了解的知识

1. 血压升高增加冠心病的发生风险

血压包括收缩压（SBP）和舒张压（DBP），临床通常采用 mmHg 表示。SBP 和 DBP 水平与冠心病的发生存在密切关系。SBP 每升高 20mmHg 或 DBP 每升高 10mmHg，冠心病发生风险升高 1 倍。与血压正常者相比，高血压患者冠心病的发病风险增加 1～4 倍。

2. 高血压的诊断标准

目前可通过三种血压测量方式诊断高血压，包括诊室血压、动态血压和家庭自测血压，三种方法诊断高血压的标准略有差别（表2-5）。

表2-5　不同方式血压测量对应的高血压诊断标准

血压测量方法	血压分类		收缩压 /mmHg	舒张压 /mmHg
诊室血压测量	正常血压		＜ 120 和	＜ 80
	正常高值		120 ～ 139 和（或）	80 ～ 89
	高血压		≥ 140 和（或）	≥ 90
动态血压监测	高血压	24h 平均血压	≥ 130 和（或）	≥ 80
		白天平均血压	≥ 135 和（或）	≥ 85
		夜间平均血压	≥ 120 和（或）	≥ 70
家庭血压监测	高血压		≥ 135 和（或）	≥ 85

注：24h动态血压测量结果中，白天指早晨6点到晚上10点，夜间指晚上10点到次日早晨6点。

诊室血压是常用的高血压诊断方法，医护人员在标准条件下按照统一规范进行测量。根据非同日 3 次测量的结果，如果收缩压≥ 140mmHg 和 / 或舒张压≥ 90mmHg，即可诊断为高血压。值得注意的是，美国已将高血压的诊断标准下调至 130/80mmHg。

由于诊室血压测量次数较少，部分患者因为特殊环境或紧张等因素造成血压短暂升高，致使高血压诊断或治疗效果评估存在偏差。建议进行 24h 动态血压监测，或进行家庭血压监测。

3. 血压升高的原因

血压升高的原因可分为继发性血压升高和原发性血压升高两类。

（1）继发性高血压：此类型血压升高与某些疾病有直接关联，其中肾脏病和内分泌疾病导致的高血压最为常见。肾性高血压是由肾实质病变（如急性肾小球肾炎、慢性肾小球肾炎）和肾动脉狭窄引起的血压升高。引发高血压的内分泌疾病包括嗜铬细胞瘤、原发性醛固酮增多症和库欣综合征。通常来说，继发性高血压仅靠降压药物治疗效果不理想，治疗的核心在于解决引起高血压的疾病。

（2）原发性高血压：在排除了继发性高血压的因素后，大多数高血压属于原发性高血压。此类型的血压升高与多种因素相关。除了年龄、性别和高血压家族史等因素外，高盐饮食、过度饮酒、蛋白质摄入不足、蔬菜摄入不足、超重和肥胖、精神压力、睡眠不足以及缺乏身体活动等因素也可显著升高血压水平。这些因素持续存在可导致高血压。纠正上述因素，保持健康行为可预防高血压发生以及控制高血压患者的血压。

4. 正确自测血压

推荐家庭自备血压计，进行家庭自测血压。正确自测血压的方法如下。

（1）选择合适的血压计：使用经过国际标准方案认证（例如标注ESH、BHS 和 AAMI 认证）的上臂式电子血压计。不推荐腕式血压计、手指血压计、水银柱血压计。

（2）血压测量方法：在排尿后，保持坐位且处于安静状态下进行血压测量。建议每次测量两次，相隔 1～2min，取两次读数的平均值记录。如果收缩压（SBP）或舒张压（DBP）的两次读数相差超过5mmHg，应进行第三次测量，并取三次读数的平均值记录。

（3）测量时间点：由于清晨和晚上是心血管疾病高发时段，要特别关注这两个时间段的血压变化。建议在这两个时段，以及上午 8～10 点和下午 4～6 点这两个血压高峰时刻进行血压测量。全面了解自己的血压变化规律有助于更好地制订治疗决策。

5. 冠心病患者血压控制标准

冠心病患者首先将血压降至＜ 140/90mmHg，如能耐受，可进一步降至＜ 130/80mmHg。建议大多数患者 1～3 个月内逐渐达到目标血压水平。年轻、病程较短的高血压患者达标速度可稍快。

二、警醒：高血压是如何损害心血管健康的?

1. 未及早发现和干预的血压升高危害大

由于大多数情况下高血压没有症状，若不进行血压测量很难察觉。据统计，在高血压患者中，约有 50% 不知道自己患有高血压。这些高血压患者未采取药物及生活方式治疗措施，持续的血压升高对心血管系统造成巨大的危害。因此，建议每次就医时都进行血压测量，也可以在社区卫生服务机构进行定期的血压监测。最佳的做法是家庭自备上臂式电子血压计，通过家庭自测及早发现血压升高，以实现早期治疗和干预。

2. 血压越高，冠心病发生风险越大

血压超过 110/70mmHg 后，收缩压每升高 20mmHg 或舒张压每升高 10mmHg，冠心病和脑卒中的发生风险增加 1 倍。血压升高还增加心衰、房颤和肾病的发生风险。普通人血压最好保持在 120/80mmHg 以下。

3. 高血压损害血管内皮

血压过高或者波动过大对血管壁的压力增加，长期机械性冲击造成动脉血管内膜损伤，为低密度脂蛋白胆固醇在内膜下沉积提供条件。内膜损伤刺激炎症反应，导致白细胞的聚集和血小板黏附，促进动脉粥样硬化斑块及血栓形成。除此之外，高血压还导致动脉血管中层肌细胞增生、胶原和钙盐沉积，促进血管壁增厚和硬化。

4.清晨和夜间血压升高，冠心病事件高发

清晨是心血管事件高发时段。研究显示，约 40% 急性心肌梗死发生在早晨，7~9 点心血管死亡较其他时段增加 70%。这种现象与清晨觉醒后交感神经兴奋性突然增加、心率加快、血压升高以及心肌耗氧量增加有关。夜间血压控制不良也增加了清晨心血管事件发生的风险。因此，高血压患者应特别关注清晨和夜间血压的监测和控制。

三、医生建议

医生建议

1. 不管是否诊断为高血压，所有冠心病患者血压最好控制在 130/80mmHg 以下。

2. 冠心病伴有高血压优先选择心血管获益的降压药，如 β 受体阻滞剂、ACEI/ARB 类药物及钙通道阻滞剂。

3. 坚持生活方式治疗，有效降低血压的同时可减少降压药物的种类或剂量。

四、希望：控制血压带来的心血管获益

1.降压改善心血管健康结局

血压降低并稳定在理想水平，可以减少对血管内膜的损害，降低炎症反应，防止低密度脂蛋白胆固醇在动脉血管壁的沉积，保持血管弹性，减缓动脉粥样硬化斑块的形成。降压可改善心血管健康结局，收缩压每降低 10mmHg、舒张压每降低 5mmHg，脑卒中和冠心病发生风险分别降低 40% 和 14%。将血压降至正常水平获益更大，收缩压降至 < 120mmHg，心力衰竭发生风险降低 38%，心血管死亡风险降低 43%。

2. 改善生活方式可平稳降压

控制体重、减少钠盐摄入、限制饮酒、增加身体活动、合理饮食、改善睡眠是高血压患者生活方式治疗的主要内容。每项措施均可使收缩压降低 4~5mmHg，舒张压降低 2~4mmHg，综合措施可使收缩压降低 11mmHg。由此可见，若高血压患者收缩压 150mmHg 左右，单纯生活方式治疗即可使收缩压达到或接近控制标准。

3. 多种降压药物和优化降压方案使降压变得轻松

目前常用的降压药有六大类，包括：钙通道阻滞剂（CCB）、血管紧张素转化酶抑制剂（ACEI）、血管紧张素受体拮抗剂（ARB）、血管紧张素受体脑啡肽酶抑制剂（ARNI）、利尿剂和 β 受体阻滞剂，以及由上述药物组成的固定配比的复方制剂。六大类降压药均可以作为初始和维持用药。根据血压水平、心血管疾病危险因素以及伴随的心、脑、肾和血管并发症采取单药或者联合用药，实现平稳降压。

五、控制血压，你可以这样做

1. 选择心血管获益的降压药物

冠心病伴有高血压者降压优先使用长效降压药物，24h 平稳控制血压，并能够预防心血管并发症发生。

（1）稳定型心绞痛伴有高血压：应考虑使用 β 受体阻滞剂和钙通道阻滞剂（CCB），以降低心肌氧耗，减少心绞痛发作。如果血压控制不佳，可考虑联合使用血管紧张素转化酶抑制剂 / 血管紧张素受体拮抗剂（ACEI/ARB）和利尿剂。

（2）不稳定型心绞痛伴有高血压：首选 β 受体阻滞剂和钙通道阻滞剂（CCB），血压控制不理想时，可联合使用 ACEI/ARB 和利尿剂。如果判断存在血管痉挛，应避免使用大剂量 β 受体阻滞剂，以防诱发冠状动脉痉挛。

（3）急性 ST 段抬高心肌梗死伴有高血压：心肌梗死后，推荐长期使用 β 受体阻滞剂和 ACEI/ARB 作为二级预防用药。血压控制不佳时，可考虑联合使用 CCB 和利尿剂。

（4）冠心病伴有心衰和高血压：对于射血分数降低（LVEF ＜ 50%）型心力衰竭，首选 ACEI（如果不能耐受，则使用 ARB）、β 受体阻滞剂和螺内酯（利尿剂）等药物治疗。如果症状仍不能缓解，可考虑使用 ARNI 替代 ACEI 类药物。对于射血分数保留（LVEF ≥ 50%）型心力衰竭患者，上述三联用药也是安全的，如果血压仍不能控制，推荐使用氨氯地平或非洛地平。

2. 健康饮食

冠心病伴有高血压患者饮食参照本章第二节"健康饮食"内容，特别注意以下几点。

（1）控制钠摄入：每天盐的摄入量不超过 5g。可通过以下途径控制钠摄入：烹饪时使用定量盐勺；减少酱、味精、蚝油等调味品；减少咸菜、咸鸭蛋、火腿肠、酱菜、各种熏制 / 腌制食物的量和频次；采购方便食品注意食品标签，选择低钠食物；选择低钠盐（肾功能异常、高钾血症、长期服用血管紧张素转换酶抑制剂 / 血管紧张素受体拮抗剂、服用保钾利尿剂者不推荐应用低钠盐）。

（2）不饮酒：饮酒是高血压的危险因素。尽管酒精在短期内可能会导致血管扩张，从而短暂降低血压，但随后会引起显著的血压升高。因此，建议高血压患者不饮酒。

（3）增加富含钾的食物：摄入富含钾的食物有助于排出体内过多的钠，发挥降血压作用。富含钾的食物包括豆类、新鲜绿叶蔬菜、水果、菌菇等。

（4）摄入优质蛋白：摄入充足的奶类、豆制品、鸡蛋、鱼虾等优质蛋白有助于降低血压。

（5）减少饱和脂肪：用不饱和脂肪替代部分饱和脂肪。

（6）采取 DASH 饮食或 CHH 饮食模式：已经证明 DASH 饮食或

CHH 饮食模式对于降低血压和减少心血管疾病发生风险具有积极效果（可参考本章第二节"健康饮食"的相关内容）。

3. 身体活动

建议在日常活动的基础上，每周进行 3～5 天，最好每天 30～60min 的有氧活动（例如快步走）；每周进行 2～3 次抗阻运动；减少久坐时间（参考本章第三节"适量身体活动"内容）。

4. 控制体重

对于超重和肥胖者，减重可以有效降低血压。依据能量摄入与消耗负平衡原理减重，在控制饮食的基础上，增加身体活动（参考本章第六节"健康体重"内容）。

5. 心态平衡

情绪变化和心理压力是高血压的危险因素，通过自我调整可缓解心理压力，保持心态平衡，有助于血压的控制。自我调整可以从以下几个方面着手：对当前处境和问题进行分析和处理；善于从"获得"的角度看待问题；及时调整情绪反应；通过自我放松练习和建立强大的身体防御体系来维持心态平衡。如果焦虑、抑郁情绪和心理压力难以缓解，建议寻求专业医疗机构的帮助，必要时考虑药物治疗，降低情绪变化和心理压力对血压的不良影响。

6. 健康睡眠

养成规律的作息习惯，避免熬夜，晚上 10～11 点就寝，快速入睡（30min 内）；晚上的睡眠时长保持 7h 左右，不少于 6h，白天小睡尽量在 30min 左右。

7. 家庭血压监测

冠心病患者伴有高血压，家中应备有血压计，并正确进行血压测量，以评估血压控制情况。与诊室血压测量相比，家庭自测血压能更好地反映血压的控制和变化趋势，对调整药物治疗方案具有更好的参考价值。

对于血压稳定在目标范围内的患者，建议每周自测 1～2 天血压；而对于血压控制不佳的患者，建议进行连续 5～7 天的血压监测，至少连续测量 3 天。血压控制达标后，建议每 3 个月进行一次连续 5～7 天的血压监测。

六、你关注的其他问题

1. 体位性低血压的识别和自我处理

冠心病患者，尤其是老年患者应警惕体位性低血压的发生。当从卧位改变为直立体位时，如果在 3min 内出现头晕、黑矇、乏力、恶心、视物模糊、冷汗等症状，并在测血压时发现收缩压下降 ≥ 20mmHg 或舒张压下降 ≥ 10mmHg，可考虑存在体位性低血压，这种情况易导致缺血性心血管事件。冠心病患者发生体位性低血压的危险性更大。

自我处理方法：体位性低血压发生时应尽快平躺，避免摔倒。日常生活中，避免过快的蹲起动作，体位变换要缓慢，分步完成。对于因贫血、营养不良、休息不足、腹泻等原因引起的低血压，应积极改善上述状况。此外，高血压患者初始药物治疗时应从小剂量开始，逐渐增加至最大剂量，避免使用 α 受体阻滞剂。若体位性低血压是由于出血等原因引起，应及时就医，找出原因，进行针对性的治疗。

2. 高血压急症的处理

患有高血压的冠心病患者突然出现血压显著升高（一般超过 180/120mmHg），应尽快平躺，深呼吸，恢复平静。然后寻找原因，采取补救措施。血压平稳后及时就医。

（1）去除诱因：因漏服降压药导致高血压急症，可临时降压，然后按照处方及时服用降压药，并监测血压。

（2）紧急情况下的自我处理：正常服用降压药的情况下出现高血压急症，可以紧急含服一片硝酸甘油，或者钙通道阻滞剂。但切勿过量服用降压药物，过快或过度的降压可能导致缺血事件。血压下降后应立即就医。

（3）预防高血压急症：高血压急症通常发生于治疗不足或药物依从性不好的情况。因此，平时务必注意按时、按量服用降压药，防止自行停药。

第十节　尿酸控制

一、控制尿酸，你需要了解的知识

1. 尿酸升高增加冠心病发生风险

尿酸升高是嘌呤代谢异常造成的，与肥胖、2 型糖尿病、高血压等心血管代谢危险因素密切相关，促进动脉粥样硬化的发生，增加心血管疾病的发生风险。研究显示，血尿酸水平每增加 60μmol/L，冠心病死亡的风险增加 12%。高尿酸血症（HUA）被列为动脉粥样硬化的促进因子。

2. 高尿酸血症的诊断标准

国际上高尿酸血症的诊断标准：正常嘌呤饮食状态下，非同日 2 次空腹血尿酸水平，男性＞ 420μmol/L，女性＞ 360μmol/L。中国专家共识中空腹血尿酸＞ 420μmol/L 诊断为高尿酸血症，男女采用同一诊断标准。

根据血尿酸水平和在尿中（患者低嘌呤饮食 5 天后，留取 24h 尿检测尿酸水平）排泄情况分为以下三型：尿酸排泄不良型、尿酸生成过多型、混合型。90% 的原发性高尿酸血症属于尿酸排泄不良型。

3. 尿酸升高的原因

尿酸升高有两方面原因，一是尿酸生成过多，二是尿酸排泄异常。尿酸是嘌呤的代谢产物，体内嘌呤增多是尿酸生成过多的原因。嘌呤有两个来源：一是来源于体内核蛋白和核酸的分解，占体内总嘌呤的 80%，若体内核酸代谢过于旺盛或细胞大量破坏，体内的嘌呤则会出现异常增多；二是来源于食物，约占人体总嘌呤的 20%，若长期大量摄入富含嘌呤的食物也可造成体内嘌呤增多。因此，尿酸生成增多与嘌呤代谢异常以及过多摄入高嘌呤食物有关。

血中尿酸 2/3 通过肾脏排泄，其次是汗液和肠道。泌尿系统感染、肾功能异常、饮水量少等因素可造成尿酸在肾小管重吸收增加，或者尿液呈酸性造成尿酸结晶沉积，这两种情况均可以使尿酸排泄减少。常通过增加饮水量和碱化尿液改善尿酸排泄问题。

4. 哪些人需要高度关注尿酸水平？

以下人群要特别注意筛查高尿酸血症，以便及早采取措施控制尿酸水平，避免对心血管、肾脏和关节产生损害。

（1）一级亲属中有痛风史。

（2）具有多种代谢异常者。高尿酸血症与心血管代谢性疾病相关，比如肥胖、糖尿病、高血压等。

（3）经常大量食用高嘌呤食物，如肉类、海鲜、动物内脏、肉汤 / 海鲜汤及大量饮酒者。

5. 冠心病患者尿酸控制标准

指南建议冠心病患者血尿酸的控制目标为 < 360μmol/L，冠心病伴有痛风者应严格控制血尿酸 < 360μmol/L，最好 < 300μmol/L，并长期维持。

二、警醒：高尿酸是如何损害心血管健康的？

1.尿酸升高析出的结晶物损害血管内膜

尿酸升高可损害冠状动脉血管内膜。当血液中尿酸超过 420μmol/L 时，会以尿酸盐的形式结晶，结晶物沉积在血管壁，造成血管内皮损伤、炎症反应和白细胞聚集。低密度脂蛋白胆固醇易穿过血管内膜并被氧化和吞噬，形成泡沫细胞沉积在血管壁，启动动脉粥样硬化过程。另外，血管内膜损伤还导致血小板的黏附、释放和聚集等功能增强，易在受损部位凝集形成血栓。

2.尿酸升高常合并多种心血管代谢异常

高尿酸血症往往伴随肥胖、高血压、糖尿病、血脂异常等代谢异常。这些代谢异常一方面促进了高尿酸血症的发生，另一方面由于多种代谢危险因素聚集增加冠心病发生风险。

3.饮食习惯与高尿酸血症关系密切

虽然体内的嘌呤仅 20% 来源于食物，但长期摄入高嘌呤食物可明显升高嘌呤水平，导致尿酸生成增加。高尿酸血症与过多食用海产品、动物内脏、肉食以及大量饮用啤酒、甜饮料有关。这种饮食习惯在年轻人中更突出，特别建议年轻人要监测尿酸水平，健康饮食，预防高尿酸血症。

三、医生建议

医生建议

1.冠心病患者应关注尿酸水平，血尿酸水平控制在 360μmol/L 以下。

2.高尿酸血症患者在生活方式干预基础上合理用药。

3.监测血尿酸水平，了解血尿酸的变化。

四、希望：控制尿酸减少心血管危害

1. 控制尿酸水平，避免血管内膜损伤

一旦尿酸控制到 360μmol/L 以下，基本不会有尿酸盐晶体析出及在内膜沉积，避免对血管内膜的损害。

2. 饮食控制可降低尿酸水平

研究显示，通过饮食控制可使血尿酸水平降低 10%～18%，或者使血尿酸降低 70～90μmol/L。由此可见，如果血尿酸水平在 450μmol/L 左右，单纯饮食治疗就可以使尿酸降至 360μmol/L 左右，达到控制目标。

3. 多途径降低尿酸水平

尿酸升高主要涉及两个方面，一是尿酸生成增加，一是尿酸排泄减少。因此，减少尿酸过多生成和促进尿酸排泄的方法均可降低血尿酸水平，包括控制高嘌呤食物、增加饮水量、碱化尿液、药物治疗等。另外，减重和适量身体活动也有利于尿酸的控制。

五、控制尿酸，你可以这样做

指南和专家共识建议，对于高尿酸合并心血管疾病或其危险因素者，应同时进行生活方式治疗及药物降尿酸治疗。一般冠心病患者血尿酸控制在 360μmol/L 以下，冠心病伴有痛风患者血尿酸控制在 300μmol/L 以下。

1. 低嘌呤饮食

高尿酸血症患者、痛风、有代谢性心血管危险因素及中老年人群，饮食应限制高嘌呤食物，减少中等嘌呤食物，以低嘌呤食物为主。

低嘌呤食物：每 100g 食物含嘌呤小于 25mg；中嘌呤食物：每

100g 食物含嘌呤 25～150mg；高嘌呤食物：每 100g 食物含嘌呤 150～1000mg。

常吃的食物中哪些含嘌呤高呢？总体来说，大多数植物性食物含嘌呤较少，动物类食物含嘌呤较高。掌握以下原则，轻松识别高嘌呤食物。

（1）动物内脏：高嘌呤和中等嘌呤。

（2）肉汤和海鲜汤：高嘌呤。

（3）海鲜：高嘌呤和中等嘌呤。

（4）豆制品：豆芽、豆苗——高嘌呤；干豆、豆腐、豆干——中等嘌呤；豆浆——低嘌呤。

（5）蔬菜类：干香菇、干紫菜、芦笋——高嘌呤；绝大多数蔬菜、绝大多数水果——低嘌呤。

（6）调味品：鸡精、蚝油、豆瓣酱、鱼子酱、虾酱、鲍鱼汁——高嘌呤。

（7）红肉：中等嘌呤。

（8）酒：高嘌呤。

（9）坚果：中等嘌呤。

（10）牛奶、酸奶（不加糖）——低嘌呤。

（11）谷薯类——低嘌呤。

****甜饮料、果汁、含糖量高的水果虽然嘌呤的含量不高，但其中果糖代谢过程促进尿酸生成，影响尿酸排泄，导致高尿酸血症。

因此，高尿酸血症患者在平衡饮食的基础上应避免和减少以下食物的摄入。

——避免动物内脏的摄入；

——避免肉汤、海鲜汤、火锅汤摄入；

——避免酒、甜饮料、果汁摄入；

——限制蚝油、鱼子酱等调味品摄入；

——限制干香菇、干紫菜、芦笋等高嘌呤蔬菜摄入；

——限制豆芽、豆苗等豆制品摄入；

——减少红肉、海产品摄入量；

——减少菠菜等含草酸高的蔬菜摄入；

——鼓励鸡蛋、脱脂 / 低脂奶、绝大多数蔬菜和水果摄入。

2. 多饮水，促进尿酸排泄

每日饮水量在 1500mL 以上，最好达到 2000mL，有利于尿酸排泄。推荐饮用白开水，可适量饮用淡茶水（3～4 杯）或无糖苏打水。

3. 适当碱化尿液

酸性尿液容易使尿酸结晶成尿酸盐，影响尿酸排泄。尿液 pH 值在 6.0 以下时，需碱化尿液。当 pH 值上升到 6.2～6.9 时，尿酸盐结晶溶解并从尿液排出；但尿液 pH 值 > 7.0 时易形成草酸钙及其他结石。因此碱化尿液过程中要检测尿液 pH 值。临床常用的碱化尿液的药物包括碳酸氢钠和枸橼酸氢钾钠。

4. 降尿酸药物的选择

高尿酸血症合并高血压、冠心病、心力衰竭等疾病，血尿酸 > 480μmol/L 应根据病情及高尿酸血症分型选择降尿酸药物。临床常用的药物通过两个途径降低血尿酸：抑制尿酸合成（代表药物：嘌呤醇、非布司他）及增加尿酸排泄（代表药物：苯溴马隆）。

研究证实持续降尿酸治疗比间断服用更有效。建议在血尿酸达标后持续服药并定期进行血尿酸监测。

5. 治疗其他心血管代谢因素

高尿酸血症往往伴随其他心血管代谢异常，如肥胖、2 型糖尿病、高血压、高脂血症等。治疗和控制这些因素有助于改善心血管代谢异常。另外，二甲双胍、阿托伐他汀、非诺贝特、氯沙坦、氨氯地平等药物在降糖、调脂、降压的同时，均有不同程度的降尿酸作用。而噻嗪类利尿剂（氢氯噻嗪）以及噻嗪样利尿剂（吲达帕胺）有升高尿酸的作用。

小剂量阿司匹林可轻度升高尿酸，但阿司匹林与心血管长期获益有关。因此，不建议冠心病合并高尿酸血症患者停用阿司匹林。可通过碱化尿液、多饮水，服用降尿酸药物等措施改善血尿酸水平。

6. 推荐中等强度身体活动

建议高尿酸血症患者进行中等强度身体活动，每周 3～5 天，每天 30～60min，活动后补充水分。高强度身体活动和抗阻运动暂缓进行，以避免机体产生大量乳酸，不利于尿酸排泄。

第十一节 同型半胱氨酸控制

一、控制同型半胱氨酸，你需要了解的知识

1. 同型半胱氨酸升高增加心血管疾病发生风险

同型半胱氨酸（HCY）升高增加心血管疾病的发生风险。同型半胱氨酸水平每升高 5μmol/L，心血管病发生风险增加 84%。此外，同型半胱氨酸升高还与痴呆的发生密切相关，每升高 5μmol/L，痴呆的发生风险增加 40%。

2. 同型半胱氨酸水平升高的标准

世界卫生组织公布，健康人空腹同型半胱氨酸平均水平约为 5μmol/L，5～10μmol/L 属于正常范围，> 15μmol/L 与心血管疾病发

生风险增加有关，我国高血压防治指南将同型半胱氨酸＞15μmol/L 作为升高的标准。

3. 同型半胱氨酸升高的原因

同型半胱氨酸是蛋白质中蛋氨酸代谢的中间产物。蛋氨酸首先转化为同型半胱氨酸，然后进一步转化为谷胱甘肽和 S- 腺苷蛋氨酸。当体内缺乏必要的营养素，如维生素 B_2、维生素 B_6、维生素 B_{12}、叶酸、锌、锰和三甲基甘氨酸时，同型半胱氨酸的正常转化过程受到阻碍，无法进一步进行，导致同型半胱氨酸水平升高。

4. 冠心病患者同型半胱氨酸控制标准

冠心病患者同型半胱氨酸的控制标准为 10μmol/L 以下。为进一步降低风险，可考虑将其降至 6μmol/L 以下，并长期保持。

二、警醒：高同型半胱氨酸是如何损害心血管健康的?

1. 同型半胱氨酸水平升高损害血管内膜

同型半胱氨酸升高对血管内皮细胞具有毒性作用，导致血管内皮功能紊乱，进而促进低密度脂蛋白胆固醇穿过内膜，在血管壁沉积，从而引发动脉粥样硬化斑块的形成。此外，同型半胱氨酸升高还可导致血小板黏附性和聚集性增加，破坏正常的凝血机制，促使血栓的形成。

2. 同型半胱氨酸协同高血压增加心血管疾病发生风险

在我国高血压患者中，约有 75% 的患者同型半胱氨酸水平 ≥15μmol/L。这两者共同作用使心血管疾病的发生风险升高。对于心血管疾病患者，同型半胱氨酸水平的升高还增加了死亡的风险。

三、医生建议

> **医生建议**
>
> 　　1. 冠心病患者都应关注同型半胱氨酸水平，控制在 10μmol/L 以下。
> 　　2. 健康饮食可降低同型半胱氨酸水平。
> 　　3. 降同型半胱氨酸处方：补充甜菜碱、叶酸、维生素 B_6 以及辅助营养素。

四、希望：控制同型半胱氨酸，减少心血管危害

1. 控制同型半胱氨酸，改善血管内膜功能

降低同型半胱氨酸水平可改善甚至逆转内膜损伤，改善血管内皮功能，避免动脉粥样硬化斑块的发生。同型半胱氨酸水平从 16μmol/L 降到 6μmol/L，可使心血管病发生风险降低 75%。对于冠心病患者，若同型半胱氨酸水平高于 20μmol/L，其 5 年生存率低于 65%；然而，若将其控制在 9μmol/L 以下，相应的 5 年生存率则提高至 95%。

2. 健康饮食有助于同型半胱氨酸控制

由于叶酸、维生素 B_{12}、维生素 B_6 缺乏导致同型半胱氨酸水平升高。因此，《高同型半胱氨酸血症诊疗专家共识（2020）》建议：通过补充甜菜碱、叶酸、维生素 B_6 以及辅助营养素（如维生素 B_2、维生素 B_{12}、胆碱、肌酸、锌等）降低同型半胱氨酸水平。研究表明，补充甜菜碱相较于叶酸，降低同型半胱氨酸的效果更为显著。

这些营养素在食物中含量非常丰富。粗杂粮、麦麸胚芽、瘦肉中含有大量的 B 族维生素。粗杂粮、麦麸、胚芽、菠菜、甜菜、虾中富含甜菜碱，而常见的蔬菜和水果也富含这些元素。叶酸则主要存在于

蔬菜、水果、豆制品、肉制品和坚果中。因此，多摄入杂粮、豆类、蔬菜、水果，适量的鱼虾、瘦肉以及坚果等食物，对于预防高同型半胱氨酸血症具有积极的作用。

五、控制同型半胱氨酸，你可以这样做

1. 饮食治疗

食用富含 B 族维生素、天然甜菜碱和叶酸的食物，例如每日摄入 50g 的粗粮和杂豆类、1 个鸡蛋、50g 的瘦肉（相当于一个鸭蛋大小），每周至少 2 次海产品（如鱼虾）、500g 深色蔬菜、250g 水果以及适量的坚果（10g）。长期保持这种健康饮食有助于预防同型半胱氨酸水平升高。

2. 补充营养素

如果通过健康饮食未能达到同型半胱氨酸的控制水平，《高同型半胱氨酸血症诊疗专家共识（2020）》建议补充相关营养素，包括天然甜菜碱、叶酸、维生素 B_6 以及其他辅助营养素如维生素 B_2、维生素 B_{12}、胆碱、肌酸和锌。

第三章
主动健康

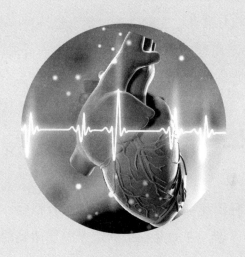

确诊冠心病患者，不论采取哪种治疗手段，都不能一劳永逸，永绝后患。可能出现支架内血栓或再狭窄；可能出现桥血管闭塞或新发斑块；还可能再发心绞痛。因此，从离开医院的那一刻开始，就拉开了自我保护心血管健康的序幕。

首先，要遵从医生的治疗方案，建立良好的心血管健康行为，努力让每项指标都完美达标。其次，需要做好监测、随访并主动反馈信息，以评估危险因素控制效果，调整治疗方案。此外，还要尝试应对各种突发问题，这些问题可能会诱发心绞痛甚至心肌梗死。没有医护人员在身边，你和家人必须主动学习，向书本学习，向医务人员求教都是获取知识和技能的方法。

健康之路：充分准备，主动寻求，贵在坚持！

人生旅途：健康行为为起点，指标达标为驿站，无事件长寿为终点！

第一节　随访监测，主动反馈

不论采取何种治疗手段，每位冠心病患者都要非常清楚治疗解决的问题及残留的问题，在此基础上制定今后要达到的目标。依从监测方案，主动反馈监测结果，以便及时调整治疗方案。

一、清楚自己的血管病变和治疗情况

住院期间和医生沟通，或者出院后阅读自己的病历，弄清楚几个问题：自己有几支冠状动脉发生病变及病变程度，支架/搭桥解决了哪几支冠状动脉病变，是否有手术未处理的病变。清楚自己的问题，才会明白自己要做什么，付出怎样的努力，达到怎样的效果。

二、未来的期望和目标

制定今后的心血管健康目标，时刻提醒和督促自己建立健康行为。心血管健康目标：① 预防血栓形成；② 未经手术干预的动脉粥样斑块稳定甚至缩小；③ 预防新的动脉粥样斑块形成。为了达到上述目标，努力将下面的指标控制到最佳水平（表 3-1）。

表 3-1　疾病管理项目和最佳目标

疾病管理项目	最佳目标
二级预防基本用药	
阿司匹林	可作为双联抗血小板药物服用一年，随后可长期服用（无禁忌）
替格瑞洛 / 氯吡格雷	可作为双联抗血小板药物服用一年，随后可停药或代替阿司匹林长期服用
他汀类	长期服用（无禁忌）
β- 受体阻滞剂	心率持续控制在 55 ～ 60 次 /min
ACEI/ARB	心肌梗死患者或者冠心病伴高血压长期服用
硝酸酯类	没有活动后心绞痛可停药
低密度脂蛋白胆固醇	< 1.4mmol/L
血糖控制	
空腹血糖	< 7.0mmol/L
糖化血红蛋白	< 7%，年轻、初发冠心病者可< 6.5% 或正常水平
血压控制	130/80mmHg
尿酸	< 360μmol/L，最好< 300μmol/L
同型半胱氨酸	< 10μmol/L，最好< 6μmol/L
静息心率	55 ～ 60 次 /min
体重	体重指数< 24kg/m^2
吸烟	不吸烟、戒烟、避免二手烟
饮食	有利于心脏健康的膳食
运动	中低强度身体活动及抗阻运动
睡眠	作息规律，晚上 10 ～ 11 点就寝，夜间睡眠时长 7h 左右，不低于 6h，白天小睡时间不超过 30min
心理压力	具有控制情绪、缓解心理压力的能力

三、实现目标，你需要这样做

欲达到心血管健康目标，需要认真执行医嘱，改善不健康生活方式，按要求进行监测和随访，关键指标控制达标。

1. 按医嘱服药

以抗血小板、降脂、控制心率和防止心室重塑为主的药物治疗是预防再发心血管事件的有效措施。出院时医生根据每个患者的具体病情和治疗情况处方药物，并再三提醒一定按时、按剂量、足疗程服药，不能私自停药。

冠心病患者是不是按医生的要求服药呢？看看下面的数据：我国一项 7 省市 70 所医院的 15140 名急性冠脉综合征患者调查，出院 6 个月、1 年、18 个月和 24 个月，阿司匹林、他汀类药物、β 受体阻滞剂和 ACEI/ARB 使用率均有不同程度下降。其中，他汀类药物使用率下降最明显，住院时他汀使用率超过 90%，12 个月时下降到 68%，24 个月时下降到 59.7%。说明很多患者都没有重视出院后药物治疗。

2. 改变不健康生活方式

除了按医嘱服药外，冠心病患者还要终生保持心血管健康行为，包括：远离烟草、健康饮食、适量身体活动、健康睡眠、情绪控制和缓解心理压力、健康体重、控制血压、控制血脂、控制血糖、控制尿酸、控制同型半胱氨酸。如何建立心血管健康行为参见第二章"心血管健康要素"。

3. 做好监测

开始治疗后需要做什么，什么时间完成，都有明确的方案。初诊冠心病患者无论采取哪种治疗手段，开始治疗后第一年内分别于 1 个月、3 个月、6 个月、9 个月和 12 个月进行关键指标监测，前 3 个月为调药期，根据监测结果和药物反应调整治疗方案。若调整治疗方案，方案改变后4～6周进行生化指标检测，评估治疗效果。治疗一年后，每年至少检测两次，监测指标和时间见表3-2。

表3-2　随访监测方案和要求

监测项目	治疗后1年内					1年后
	1月	3月	6月	9月	12月	每年至少2次
医院检查项目						
血常规	√	√	√	√	√	√
尿常规	√	√	√	√	√	√
便常规	√	√	√	√	√	√
血生化	√	√	√	√	√	√
糖化血红蛋白	√	√	√	√	√	√
心电图	√	√	√	√	√	√
超声心动		√			√	
冠脉CT/造影					√	根据症状
自查项目	1月	3月	6月	9月	12月	每3个月
血压	√	√	√	√	√	√
静息心率	√	√	√	√	√	√
体重	√	√	√	√	√	√
睡眠	√	√	√	√	√	√
饮食	√	√	√	√	√	√
身体活动	√	√	√	√	√	√
戒烟	√	√	√	√	√	√
情绪和心理	√	√	√	√	√	√

注：血生化检查内容包括：血脂四项、空腹血糖、肝功能、肾功能、激酶、高敏C-反应蛋白、同型半胱氨酸。

4. 关键指标达标

冠心病患者危险因素控制效果与再发心血管事件具有显著相关性，危险因素控制达标的数目越多，预防效果越好。

调查数据表明，冠心病患者危险因素控制现状并不乐观。其中吸烟者戒烟率仅 50% 左右；伴有糖尿病或高血压的患者血糖控制达标率和血压控制达标率均不足 50%；低密度脂蛋白胆固醇 < 1.8mmol/L 的比例仅 30% 左右；静息心率保持在 55～60 次 /min 者仅 30% 左右。青年冠心病患者中，血压、血糖、低密度脂蛋白胆固醇、体重、吸烟、静息心率 6 项指标中 4 项以上达标的比例仅为 1/3。

5. 接受随访和调整治疗方案

冠心病患者依据上述随访监测方案进行自查及到医院就诊检查，妥善保存所有检查结果，并及时将检测结果反馈给医生或疾病管理医师。医生对单次及多次检查结果进行动态评估，针对危险因素控制和治疗方案的调整提供建议。

医生可通过门诊、电话、微信及疾病管理系统进行随访。不论哪种随访方式，均是医院为冠心病患者提供院中、院后全病程服务的手段。

事实表明，很大比例的患者并没有依从医生的治疗方案，危险因素控制达标率还很低，这种情况达不到预防再发心血管事件的目的。提醒、督促和指导患者规范治疗、控制危险因素和按时监测尤为重要。请配合医生的随访，为改善心血管健康共同努力！

第二节　应对冠心病的诱发因素

有些因素可使心肌需氧量突然大量增加，诱发心肌缺血和缺氧，出现心绞痛。常见的诱发因素包括过量的身体活动、过量饮酒、大量吸烟、熬夜、剧烈的情绪反应、冷刺激、暴饮暴食等。有些诱发因素也是冠心病的危险因素。

上述因素诱发心绞痛主要原因是剧烈刺激使交感神经兴奋性增加，一方面，心率升高、心肌剧烈收缩使心肌需氧量增加；另一方面，剧烈刺激引发冠状动脉或微血管痉挛，冠状动脉血流量减少，造成心肌暂时缺血和缺氧；此外，剧烈刺激还可以造成冠状动脉斑块破裂，形成血栓，阻断冠状动脉血流，使心肌缺血和缺氧。

一、避免过量身体活动

冠心病患者身体活动的首要原则是安全，活动强度和时间与疾病程度、健康状况及活动能力相适应。在出院时以及出院后进行阶段性身体活动风险评估，根据不同危险分层进行有氧身体活动和抗阻运动。建议：从短时低强度活动开始，循序渐进，逐步达到身体能够承受的活动量和活动时间。可采用步行、快步走、慢跑、八段锦、太极拳等。不建议进行高强度身体活动。避免突然爆发用力，比如搬起、举起、背起重物，避免大便不通畅时过分用力（参见第二章第三节"适量身体活动"内容）。

游泳是非常好的中等强度身体活动，但不推荐冠心病患者在秋冬季节游泳，避免冷刺激诱发心绞痛。一旦出现心绞痛，周围无人及时施救，失去救治机会。

二、避免过量饮酒

既往研究认为，男性每天乙醇摄入不超过 25g（相当于 38 度白酒 75mL、高度白酒 50mL、啤酒 750mL、啤酒 / 黄酒 / 米酒 250mL），女性每天乙醇摄入量不超过 15g（相当于 38 度白酒 50mL、高度白酒 30mL、啤酒 450mL、啤酒 / 黄酒 / 米酒 150mL），对健康没有显著影响。但目前的证据认为，没有这样一个安全的饮酒量，只要饮酒就对健康产生不利的影响。大量饮酒可增加交感神经兴奋性，增加心肌的收缩功能，心肌耗氧量增加，诱发心绞痛。因此，不建议冠心病患者饮酒。

三、避免大量吸烟

吸烟产生的有害成分不仅可以造成冠状动脉内膜损伤，启动动脉粥样硬化，尼古丁等有害物质还可刺激交感神经兴奋性，引起冠状动脉及其微血管痉挛，造成心肌缺血。另外，吸烟刺激动脉血管收缩，还可导致不稳定斑块破裂，形成血栓堵塞血管；也可促进血小板黏附聚集，造成支架内血栓形成。上述情况不仅诱发心绞痛还可发展为急性心肌梗死。因此，冠心病患者必须戒烟！

四、避免过劳和熬夜

过劳和熬夜已成为青年人猝死的主要原因。持续性工作及经常性熬夜扰乱人体生物钟和正常节律，迫使交感神经兴奋以维持清醒状态，心脏也保持高强度做功以维持全身的血液供应。这种状态易引起心肌梗死和猝死。而休息和睡眠时交感神经得到放松，心率减慢，心肌放松。冠心病患者应养成良好的睡眠习惯，每天晚上 10~11 点就寝，夜间的睡眠时长保持 7h 左右。另外，注意工作和休闲平衡，让本已受到创伤的心脏得到及时休息，恢复活力！

五、避免剧烈情绪反应

面临重大生活事件时，机体会产生紧张、恐惧、愤怒等负性情绪，同时身体产生多种"紧张激素"，不仅对血管内皮功能产生损害，还刺激交感神经亢奋，心率加快，心肌内微血管收缩，引发心肌缺血。因此，冠心病患者应学习掌控情绪、缓解心理压力的技能。首先改变对重大生活事件的认知，将健康放在最重要的地位，所有与健康相抵触的事都放在次要位置，弱化其影响；避免情绪爆发，远离让自己出现剧烈情绪反应的人或事，学会控制和转化不良情绪；运用放松技术，保持精神、心理和身体放松。仔细阅读和体会第二章第五节"缓解心理压力"内容。

六、避免冷刺激

冬季是心血管事件的高发季节，一方面，寒冷使肌肉血管收缩，血压升高，血压波动大。另一方面，寒冷刺激使交感神经兴奋性增高，心率增快，心脏耗氧量增加，容易诱发心肌缺血缺氧，导致心绞痛。因此，冠心病患者应注意冬季保暖，避免突然和长时间接受冷刺激。

（1）冬天室温保持 23℃左右，室温过低肌肉持续处于收缩和紧张状态，造成血压升高。室温过高与室外温差过大，外出时突然受到冷刺激容易刺激交感神经兴奋。

（2）冬天外出时戴口罩，避免大面积皮肤暴露和吸入冷空气。

（3）冬季户外身体活动最好不要太早，可在午后温度回升后活动。

（4）不建议冬泳。

另外，在炎热的夏天一定避免一次性大量饮用冰饮，活动后不洗冷水澡。

七、避免暴饮暴食和饱腹

暴饮暴食或吃太饱，大量血液集中到胃肠道，心脏血液供应减少，容易诱发心肌缺血；吃得过饱，还可以造成膈肌位置上升，限制心脏的正常收缩和舒张，增加心脏负荷；另外，吃得过饱也可使交感神经兴奋，心跳加快，增加心肌耗氧，诱发心肌缺血缺氧，导致心绞痛。冠心病患者不仅注重健康饮食，还应形成良好的饮食习惯，避免暴饮暴食和吃得过饱。

八、避免清晨无声杀手

心源性猝死好发于清晨 7～9 点，刚刚清醒时交感神经兴奋性突然增加，心率加快，血压升高，血管剧烈收缩，导致不稳定斑块破裂，形成血栓堵塞血管，发生心绞痛或急性心肌梗死。因此，冠心病患者睡醒后在床上稍稍活动四肢，5～6min 后起身下床。另外，冠心病伴有高血压或阻塞性睡眠呼吸暂停的患者，最好连续监测血压 3～7 天，了解睡前血压和清晨血压变化规律，如果夜间或清晨血压升高，则需要调整服药时间，晚上加服降压药，以改善夜间和清晨血压，预防清晨心血管疾病的发生。

第三节　急性心血管事件急救

冠心病患者做到按医嘱规范服药，控制危险因素，建立健康行为，按要求随访和监测，避免各种诱发因素，已经做到最大程度保护心血管健康，降低急性心血管事件发生风险。但凡事都不绝对，一旦出现急性心血管事件，要尽快采取措施自救和求救，挽救生命。

心血管事件也称作心脏事件，包括：急性心肌梗死、急性心力衰竭、持续性室性心动过速、心室颤动、心脏性死亡（包括心脏性猝死）。心搏骤停抢救黄金时间为 4min，1min 内使用自动体外除颤器进行救治，存活率能高达 90%。心血管事件通常发生在院外，其中 74.5% 的心搏骤停事件发生在家中，约 15.5% 发生在工作地点等其他工作场所。因此，一旦发生急性心血管事件，自救和家庭急救是利用黄金时间挽救生命的首要措施。而救治效果，除了及时发现外，高质量的心肺复苏是患者存活的最大保障。所以这部分内容希望您和身边的人一起学习，经常练习。

一、心绞痛和急性心肌梗死症状识别

胸痛是急性冠脉综合征最主要的表现，为心前区压痛或闷痛。牢牢记住这种疼痛的特点（参考第一章第二节"辨识冠心病特征性胸痛"内容），识别心绞痛。

二、心绞痛和急性心肌梗死家庭应急处理

1. 自救和呼叫（胸痛，清醒状态）

立即停止当时所有工作，就地坐下或躺下休息。

若随身或身边有硝酸甘油，在确认血压合适后（在使用硝酸甘油前，先测量血压，血压在 90/60mmHg 以上，才可以使用），舌下含服硝酸甘油片或舌下应用硝酸甘油气雾剂，5min 不缓解可重复一次。如症状不能被手边的药物缓解，建议立刻拨打"120"求救，不要乘私家车去医院，特别是不能自驾车去医院。即使症状缓解，也建议尽快就医。

若没有随身携带药物，休息后胸痛没有缓解，则尽快拨打"120"求救。

2. 家人急救和呼救（休克，意识障碍）

家人救治过程如下。

（1）判断患者是否有呼吸和脉搏：拍打双肩，对着患者耳朵，呼唤其名字，如不能回应，则判断为意识丧失。用手背置于鼻子前方，感觉呼气，或者观察患者有无规律的胸廓起伏，如没有则判为呼吸停止。触摸患者颈动脉，颈动脉位于呼吸道两侧，沿着喉结向左右两侧滑动可以触摸到颈动脉，如颈动脉无搏动则判为心脏停搏。这些判断要在 10s 内完成。

（2）如患者确实处于危急情况，要马上拨打"120"。沉着冷静，首先告知患者的准确位置，详细到门牌号，并提示附近的标志性建筑便于救护车定位。然后告知患者目前的情况，有无病史。打电话时要清晰地回答接线员的问题，留联系方式时最好留两个在场人员的电话号码。如果有可能，最好有人到大路上引导救护车入户。最后要等接线员先挂断电话，避免错过接线员给予的急救指导。

　　＊＊＊若急性心血管事件发生在户外，现场有其他人，则嘱咐他人寻找附近的体外除颤器，使用除颤器，急救的效果会大大提升。

　　（3）心肺复苏：确认现场安全后，将患者摆成平卧位，保证患者后背有硬支撑（如果床软，可以将患者移到地上），并注意保暖。清除口腔中异物，取出假牙，一手压住患者额头另一手抬起下颌，使头部后仰。

　　① 胸部按压

　　具体操作：跪于患者一侧，两手掌重叠，置于胸骨正中（两乳头连线的中点）。肩、肘和手腕一线，肘部不要弯曲，肩关节带动手掌用力。按下胸骨至少 5cm，压后完全抬起，每分钟 100～120 次，过快和过慢都影响急救效果。可以拜托在场的其他人员看着秒表数数打节奏。

　　＊＊＊特别建议平日练习心外按压时配上一首快节奏的歌曲（比如《红日》），将这个节奏形成肌肉记忆记牢。

　　以上动作总结为：快快压，用力压，不停压。

　　② 人工呼吸

　　具体操作：一手抬着下颌，另一手大拇指和食指捏住鼻子。

　　平静吸气，口对口对患者吹气。吹气时施救者嘴唇完全包住患者的嘴，以免漏气，吹气时要观察患者胸廓是否隆起。每次吹气量要达到 450mL 左右，重复 2 次。口对口人工呼吸前要确认双方是否有相关传染病史，即使没有传染病，操作前尽量要垫纱布或手绢。

　　③ 重复胸部按压和人工呼吸。单人施救时心外按压和人工呼吸的数量比为 30∶2。5 个循环（2min 左右）后再次判断意识、呼吸和脉搏，如果患者脉搏和呼吸恢复可以停止心肺复苏。心肺复苏非常消耗体力，为了保证施救质量，要 2～3 人轮流施救，即使施救者自觉不

累，也要 2min 替换一次。

　　***高质量的心肺复苏，为后续救护车到达后的专业抢救赢得时间，提高最终救治成功率。

三、冠心病患者家庭必备

（1）患者本人和家人必备急救和呼救技能，熟悉急救流程，经过专业培训并反复操作练习。

（2）家庭必备急救药品，已经明确诊断的冠心病患者，常备硝酸甘油、阿司匹林、速效救心丸等药物并随身携带。注意药物保质期，过期药及时更换。片剂的硝酸甘油，打开药瓶时写上当天日期，一旦超过 3 个月，建议丢弃换新，否则一旦受潮药效减弱或出现其他问题，影响抢救效果。

参考文献

[1] 中华医学会心血管病学分会介入心脏病学组，中华医学会心血管病学分会动脉粥样硬化与冠心病学组，中国医师协会心血管内科医师分会血栓防治专业委员会，等.稳定性冠心病诊断与治疗指南 [J]. 中华心血管病杂志，2018，46（9）：680-694.

[2] Virani S S，Newby L K，Arnold S V，et al. 2023 AHA/ACC/ACCP/ASPC/NLA/PCNA Guideline for the management of patients with chronic coronary disease：A report of the American Heart Association/American College of Cardiology Joint Committee on clinical practice guidelines[J]. Circulation，2023，48（9）：e9-e119.

[3] Byrne R A，Rossello X，Coughlan J J，et al. 2023 ESC Guidelines for the management of acute coronary syndromes[J]. Eur Heart J，2023，44（38）：3720-3826.

[4] 李毅，韩雅玲 . 2023 ESC 急性冠脉综合征管理指南解读 [J]. 中华心血管病杂志，2023，51（12）：1263-1267.

[5] 胡盛寿 . 中国心血管健康与疾病报告 2022[M]. 北京：中国协和医科大学出版社，2022.

[6] Montone R A，Camilli M，Calvieri C，et al. Exposome in ischaemic heart disease：beyond traditional risk factors[J]. Eur Heart J，2024，45（6）：419-438.

[7] 抗栓治疗消化道损伤防治专家组 . 抗栓治疗消化道损伤防治中国专家建议（2016·北京）[J]. 中华内科杂志，2016，55（7）：564-567.

[8] Lloyd-Jones D M，Allen N B，Anderson C A M，et al. Life's Essential 8：Updating and enhancing the American Heart Association's Construct of Cardiovascular Health：A presidential advisory from the American

Heart Association[J]. Circulation，2022，146（5）：e18-e43.

[9] 中华医学会心血管病学分会，中国康复医学会心脏预防与康复专业委员会，中国老年学和老年医学会心脏专业委员会，等 . 中国心血管病一级预防指南 [J]. 中华心血管病杂志，2020，48（12）：1000-1038.

[10] 世界卫生组织烟草或健康合作中心，中国疾病与预防控制中心控烟办公室，中国控制吸烟协会医院控烟专业委员会 . 中国临床戒烟指南（2023 年版）. https://www.taodocs. com/p-759639455. html.

[11] 北京高血压防治协会，北京糖尿病防治协会，北京慢性病防治与健康教育研究会，等 . 基层心血管病综合管理实践指南 2020[M]. 北京：人民卫生出版社，2020.

[12] 中国营养学会 . 中国居民膳食指南 2022[M]. 北京：人民卫生出版社，2022.

[13] Carbohydrate intake for adults and children：WHO guideline [Internet]. Geneva：World Health Organization; 2023. PMID：37490573.

[14] Total Fat Intake for the Prevention of Unhealthy Weight Gain in Adults and Children：WHO Guideline [Internet]. Geneva：World Health Organization; 2023. PMID：37490574.

[15] Saturated Fatty Acid and Trans-Fatty Acid Intake for Adults and Children：WHO Guideline [Internet]. Geneva：World Health Organization; 2023. PMID：37490572.

[16] You Y，Chen Y，Wei M，et al. Mediation Role of Recreational Physical Activity in the Relationship between the Dietary Intake of Live Microbes and the Systemic Immune-Inflammation Index：A Real-World Cross-Sectional Study[J]. Nutrients，2024，16（6）：777.

[17] Palomar-Cros A，Andreeva V A，Fezeu L K，et al. Dietary circadian rhythms and cardiovascular disease risk in the prospective NutriNet-Santé cohort[J]. Nat Commun，2023，14（1）：7899.

[18] Palomar-Cros A，Srour B，Andreeva V A，et al. Associations of meal timing，number of eating occasions and night-time fasting duration with incidence of type 2 diabetes in the NutriNet-Santé cohort[J]. Int J Epidemiol，2023，52（5）：1486-1497.

[19]《中国人群身体活动指南》编写委员会. 中国人群身体活动指南（2021）[J]. 中华流行病学杂志，2022，43（1）：5-6.

[20] Bull F C，Al-Ansari S S，Biddle S，et al. World Health Organization 2020 guidelines on physical activity and sedentary behaviour[J]. Br J Sports Med，2020，54（24）：1451-1462.

[21] 中华医学会心血管病学分会预防学组，中国康复医学会心血管病专业委员会. 冠心病患者运动治疗中国专家共识 [J]. 中华心血管病杂志，2015，43（7）：575-588.

[22] 中国心血管疾病患者居家康复专家共识编写组. 中国心血管疾病患者居家康复专家共识 [J]. 中国循环杂志，2022，37（2）：108-121.

[23] 中国医院协会心脏康复管理专业委员会. 心脏康复分级诊疗中国专家共识 [J]. 中国介入心脏病学杂志，2022，30（8）：561-572.

[24] 中国医药卫生文化协会心血管健康与科学运动分会. 运动相关心血管事件风险的评估与监测中国专家共识 [J]. 中国循环杂志，2022，37（7）：659-668.

[25] 中国康复医学会心血管病预防与康复专业委员会. 慢性心力衰竭心脏康复中国专家共识 [J]. 中华内科杂志，2020，59（12）：942-952.

[26] Hansen D，Coninx K，Beckers P，et al. Appropriate exercise prescription in primary and secondary prevention of cardiovascular disease：why this skill remains to be improved among clinicians and healthcare professionals[J]. A call for action from the EXPERT Network. Eur J Prev Cardiol，2023，30（18）：1986-1995.

[27] Bellettiere J，LaMonte M J，Evenson K R，et al. Sedentary behavior

and cardiovascular disease in older women：The objective physical activity and cardiovascular health（OPACH）study[J]. Circulation，2019，139（8）：1036-1046.

[28] Li S，Lear S A，Rangarajan S，et al. Association of sitting time with mortality and cardiovascular Events in high-income，middle-income，and low-income countries[J]. JAMA Cardiol，2022，7（8）：796-807.

[29] Ekelund U，Tarp J，Steene-Johannessen J，et al. Dose-response associations between accelerometry measured physical activity and sedentary time and all cause mortality：systematic review and harmonised meta-analysis[J]. BMJ，2019，366：l4570.

[30] Qiu S，Cai X，Jia L，et al. Does objectively measured light-intensity physical activity reduce the risk of cardiovascular mortality? A meta-analysis[J]. Eur Heart J Qual Care Clin Outcomes，2021，7（5）：496-504.

[31] Momma H，Kawakami R，Honda T，et al. Muscle-strengthening activities are associated with lower risk and mortality in major non-communicable diseases：a systematic review and meta-analysis of cohort studies[J]. Br J Sports Med，2022，56（13）：755-763.

[32] Lee D H，Rezende L F M，Joh H K，et al. Long-term leisure-time physical activity intensity and all cause and cause specific mortality：A prospective cohort of US adults[J]. Circulation，2022，146（7）：523-534.

[33] 中华医学会神经病学分会，中华医学会神经病学分会睡眠障碍学组 . 中国成人失眠诊断与治疗指南（2017 版）[J]. 中华神经科杂志，2018，51（5）：324-335.

[34] 中华医学会呼吸分会睡眠呼吸障碍学组，中国医学装备协会呼吸病学装备技术专业委员会睡眠呼吸设备学组 . 成人阻塞性睡眠呼吸暂停高危人群筛查与管理专家共识 [J]. 中华健康管理学杂志，

2022，16（8）：520-528.

[35] 阻塞性睡眠呼吸暂停合并代谢综合征诊疗专家共识组，阻塞性睡眠呼吸暂停合并代谢综合征诊疗专家共识（2022）[J]. 中华耳鼻咽喉头颈外科杂志，2023，2（58）：99-110.

[36] Huang B H，Del Pozo Cruz B，Teixeira-Pinto A，et al. Influence of poor sleep on cardiovascular disease-free life expectancy：a multi-resource-based population cohort study[J]. BMC Med，2023，21（1）：75.

[37] Svensson T，Saito E，Svensson A K，et al. Association of Sleep Duration With All- and Major-Cause Mortality Among Adults in Japan，China，Singapore，and Korea[J]. JAMA Netw Open，2021，4（9）：e2122837.

[38] Wang C，Hu B，Rangarajan S，et al. Association of bedtime with mortality and major cardiovascular events：an analysis of 112198 individuals from 21 countries in the PURE study[J]. Sleep Med，2021，80：265-272.

[39] Salari N，Moradi S，Bagheri R，et al. Daytime napping and coronary heart disease risk in adults：a systematic review and dose-response meta-analysis[J]. Sleep Breath，2023，27（4）：1255-1267.

[40] 中国医师协会心血管内科医师分会双心学，北京医学会心脏心理分会. 稳定性冠心病合并心理问题基层诊疗共识（2023 年）. 中华全科医师杂志，2023，22（12）：1224-1234.

[41] 曙光，谭宁. 重视心理健康与心血管疾病的关系. 中国循环杂志，2020，36（2）：105-108.

[42] Cagigas M L，Twigg S M，Fontana L. Ten tips for promoting cardiometabolic health and slowing cardiovascular aging[J]. Eur Heart J，2024 Jan 11：ehad853.

[43] Dai N，Tang X，Weng X，et al. Stress-related neural activity associates with coronary plaque vulnerability and subsequent

cardiovascular events[J]. JACC Cardiovasc Imaging, 2023, 16 (11): 1404-1415.

[44] 中国营养学会肥胖防控分会, 中国营养学会临床营养分会, 中华预防医学会行为健康分会. 中国居民肥胖防治专家共识 [J]. 中华流行病学杂志, 2022, 43 (5): 609-626.

[45]《中国超重和肥胖预防控制指南》修订委员会. 中国成人超重和肥胖预防控制指南 2021[M]. 北京: 人民卫生出版社, 2021.

[46] Pietzner M, Uluvar B, Kolnes KJ, et al. Systemic proteome adaptions to 7-day complete caloric restriction in humans[J]. Nat Metab. 2024 Mar 1. doi: 10. 1038/s42255-024-01008-9.

[47] Domanski M J, Tian X, Wu C O, et al. Time Course of LDL Cholesterol Exposure and Cardiovascular Disease Event Risk[J]. J Am Coll Cardiol, 2020, 76 (13): 1507-1516.

[48] 中国血脂管理指南修订联合专家委员会. 中国血脂管理指南（2023 年）[J]. 中华心血管病杂志, 2023, 51 (3): 221-255.

[49] Mendieta G, Pocock S, Mass V, et al. Determinants of progression and regression of subclinical atherosclerosis over 6 years[J]. J Am Coll Cardiol, 2023, 82 (22): 2069-2083.

[50] Pencina M J, Pencina K M, Lloyd-Jones D, et al. The Expected 30-Year Benefits of Early Versus Delayed Primary Prevention of Cardiovascular Disease by Lipid Lowering[J]. Circulation, 2020, 142 (9): 827-837.

[51] 北京心脏学会. 脂蛋白（a）与心血管疾病风险关系及临床管理的专家科学建议 [J]. 中国循环杂志, 2021, 36 (12): 1158-1167.

[52] 中华医学会糖尿病学分会. 中国 2 型糖尿病防治指南（2020 年版）[J]. 中华内分泌代谢杂志, 2021, 37 (4): 311-398.

[53] 中国心血管代谢联盟. 中国成人 2 型糖尿病及糖尿病前期患者动脉粥样硬化性心血管疾病预防与管理专家共识（2023）[J]. 中华心血管病杂志（网络版）, 2023, 6 (1): 1-19.

[54] 中国高血压防治指南修订委员会 . 中国高血压防治指南（2018 年修订版）[J]. 中国心血管病杂志，2019，24（1）：1-46.

[55] 中华医学会内分泌学分会 . 中国高尿酸血症与痛风诊疗指南（2019）[J]. 中华内分泌代谢杂志，2020，36（1）：1-13.

[56] 中国民族卫生协会重症代谢疾病分会，高尿酸血症相关疾病诊疗多学科共识专家组 . 中国高尿酸血症相关疾病诊疗多学科专家共识（2023 年版）[J]. 中国实用内科杂志，2023，43（6）：461-480.

[57] 中国营养学会骨健康与营养专业委员会，中华医学会肠外肠内营养学分会，中国老年医学学会北方慢性病防治分会 . 高同型半胱氨酸血症诊疗专家共识 [J]. 肿瘤代谢与营养电子杂志，2020，9（9）：283-288.